CONTRIBUTION A L'ÉTUDE

DES

INFECTIONS CONSÉCUTIVES

AUX

FRACTURES COMPLIQUÉES EXPÉRIMENTALES

RECHERCHES HISTOLOGIQUES ET BACTÉRIOLOGIQUES

PAR

Le Dr D.-B. RONCALI

COADJUTEUR DE LA CLINIQUE CHIRURGICALE DE ROME

PARIS

GEORGES CARRÉ, ÉDITEUR

3, RUE RACINE, 3

—

1896

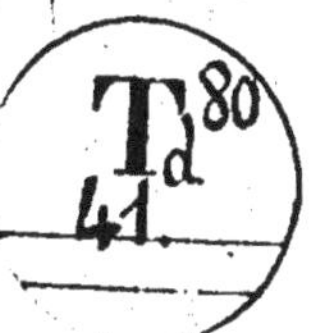

CONTRIBUTION A L'ÉTUDE

DES

INFECTIONS CONSÉCUTIVES

AUX FRACTURES COMPLIQUÉES EXPÉRIMENTALES

DU MÊME AUTEUR

1. Sull'azione reciproca dei prodotti solubili del *Bacillus tuberculosis* e di altri microrganismi patogeni e non patogeni. *Annali dell'Istituto d'Igiene sperimentale della Regia Università di Roma*, 1892.

2. La bacteriologia chirurgica del Senn. Versione dall'inglese con numerose addizioni e due capitoli originali del dott. D. B. Roxcall, *Milano, dott. F. Vallardi*, 1892.

3. Dell'azione del veleno del *Bacillus tetani* associato coi prodotti di coltura di alcuni microrganismi patogeni e non patogeni. *Annali dell' Istituto d'Igiene sperimentale della Regia Università di Roma, 1893. — Bullettino della Società di Naturalisti in Napoli*, 1893.

4. Contributo allo studio dell'infezione tetanica sperimentale negli animali. *La Riforma medica*, 1893.

5. Sopra i microrganismi che più frequentemente rendono infette le fratture complicate sperimentali. *Bullettino della Società di Naturalisti in Napoli*, 1894.

6. Intorno alle lesioni anatomiche che si verificano negli animali morti in seguito a fratture complicate sperimentali ed ai microrganismi che le possono produrre. *Atti dell'XI Congresso medico internazionale di Roma, sezione chirurgica*, 1895.

7. Sopra la terapia dell'infezione difterica coll'antidifterina Roux. *Il Policlinico, sezione chirurgica*, 1895.

8. Sopra alcuni casi di resezione delle articolazioni. *Il Policlinico, sezione chirurgica*, 1895.

9. Sopra particolari parassiti rinvenuti in un adeno-carcinoma (papilloma infettante) della ghiandola ovarica. Ricerche istologiche, Prima memoria, *Il Policlinico, sezione chirurgica*, 1895. — Sur des parasites trouvés dans un adéno-carcinome (papillome infectieux) de l'ovaire. Recherches histologiques. Premier mémoire. *Annales de micrographie*, 1895.

10. I blastomiceti negli adeno-carcinomi dell'ovario, Seconda Memoria Ulteriori ricerche. — *Bullettino della Reale Academia di medicina di Roma*, 1895.
    — Die Blastomyceten in den Adeno-Carcinomen des Ovariums, 2te Mittheilung. — Weitere Versuche. *Centralblatt für Bakteriologie und Parasitenkunde*, 1895.

11. I blastomiceti ne' sarcomi. — Nota preliminare. — *Il Policlinico*, 1895.
    — Die Blastomyceten in den Sarkomen — Vorläufige Mittheilung — *Centralblatt für Bakteriologie und Parasitenkunde*, 1895.

12. I sarcomi di un decennio di clinica chirurgica del Prof. F. Durante — *Atti ed Archivio della Società Italiana di Chirurgia*, X° Adunanza, 1895.

13. Sopra la esistenza di Saccaromiceti negli adeno-carcinomi dell'ovario o né sarcomi e sopra il loro particolare modo di degenerare nei tessuti neoplastici. Terza Memoria. *Atti ed Archivio della Società Italiana di Chirurgia*, X° Adunanza, 1895.

CONTRIBUTION A L'ÉTUDE

DES

INFECTIONS CONSÉCUTIVES

AUX

FRACTURES COMPLIQUÉES EXPÉRIMENTALES

RECHERCHES HISTOLOGIQUES ET BACTÉRIOLOGIQUES

PAR

Le Dr D.-B. RONCALI

CONDUCTEUR DE LA CLINIQUE CHIRURGICALE DE ROME

PARIS

GEORGES CARRÉ, ÉDITEUR

3, RUE RACINE, 3

1896

M. Francesco DURANTE

Cher et Illustre Maître,

Qu'il me soit permis de vous dédier ce modeste travail, entrepris dans l'Institut d'Hygiène de M. Celli sous la direction de M. Sanfelice et complété dans la Clinique que vous dirigez, à vous dont les conseils et l'exemple m'ont guidé et m'ont incité à me consacrer avec amour aux recherches expérimentales.

En publiant cet ouvrage sous l'égide de votre nom, laissez moi y joindre les mêmes paroles que Giovanbattista Guarini, le gentilhomme le plus chevaleresque de la Cour de la Maison d'Este, adressait à son prince en lui en voyant son « Pastor Fido ».

> « Piccola offerta si, ma pero tale,
> Che se con puro affetto il cor la dona
> Anco il ciel non la sdegna. »

Rome, 15 juillet 1895.

DEMETRIO BRUTO RONCALI.

CONTRIBUTION A L'ÉTUDE

DES

INFECTIONS CONSÉCUTIVES AUX FRACTURES COMPLIQUÉES EXPÉRIMENTALES

RECHERCHES HISTOLOGIQUES ET BACTÉRIOLOGIQUES

PAR

Le Dr D.-B. RONCALI

COADJUTEUR DE LA CLINIQUE CHIRURGICALE DE ROME

> Io riferisco quello che ho veduto, non movendomi allo scrivere altro che l'amor del vero.
>
> FRANCESCO REDI.

> .... Ne recevoir jamais aucune chose pour vraie sans la connaitre évidemment être telle, c'est-à-dire éviter soigneusement la précipitation et la prévention, et ne comprendre rien de plus en ses jugements que ce qui se présente si clairement et si distinctement à l'esprit que l'on n'ait aucune occasion de le mettre en doute...
>
> DESCARTES.

¹

Introduction

Le grave danger qu'entraînent les fractures compliquées est connu depuis les temps les plus reculés. Les écrivains de l'antiquité les considéraient déjà comme menaçant sérieusement la vie et comme d'un pronostic grave. Il ne leur avait pas échappé que la gravité en résidait principalement dans la communication du tissu médullaire avec l'air extérieur et, bien que ne connaissant pas encore les microorganismes, ils en avaient tellement l'intuition qu'ils parlent de l'absolue nécessité de nettoyer avec soin la blessure et de la préserver du contact de l'air par un pansement approprié. (Magati, Heister, etc.) Dans les ouvrages

---

(1) Travail fait à l'Institut de clinique chirurgicale de l'Université royale de Rome, dirigé par le professeur F. Durante.

des chirurgiens du commencement de ce siècle (Dupuytren, Velpeau, Larrey, Rizzoli, Porta, Malgaigne, Boyer, Nélaton, Monteggia, etc), il est dit que lorsqu'il y a communication entre la moelle et l'air extérieur, le malade peut se considérer comme perdu, si le chirurgien ne s'en est pas aperçu, ou que les miasmes de l'air, en pénétrant dans la blessure, entraînent la suppuration et la putréfaction. Je crois superflu de recourir à la statistique pour démontrer la grande mortalité produite par les fractures compliquées avant l'inauguration des méthodes antiseptiques, aucun chirurgien n'ignorant ces faits aujourd'hui. Bien que la chirurgie ait fait des progrès immenses dans l'art de guérir les lésions de continuité et quelque encourageants que soient les résultats obtenus, on considère cependant dans les hôpitaux tous les cas de fractures compliquées comme très graves et imposant au chirurgien de sérieuses préoccupations au sujet de la vie du malade, en raison des infections qui menacent l'organisme par la voie de la moelle restée exposée à l'air. *Rechercher quelles sont les infections et les lésions anatomo-pathologiques consécutives à une fracture compliquée et quels sont les microorganismes qui peuvent les provoquer, tels sont les objets que traitera la présente monographie.*

II

Méthodes de recherches

Dans cette étude, j'ai choisi le lapin comme animal d'expérimentation. L'animal était pesé avant l'opération. Les poils de la surface interne d'une des cuisses était rasés et la peau était soigneusement désinfectée au sublimé et à l'alcool ; au moyen d'un couteau stérilisé, les tissus étaient incisés, couche par couche, jusqu'au périoste, sur une longueur de 2 centimètres. L'os étant mis à nu, on fracturait le fémur avec un ciseau également stérilisé et l'on attendait la mort de l'animal. Celle-ci survenait constamment dans un laps de temps variant entre 24 heures et 36 jours au plus. Après la mort de l'animal, on en faisait l'autopsie, on notait les lésions anatomo-pathologiques macroscopiques et on faisait l'examen bactériologique des exsudats et du sang recueillis au lieu de la fracture et dans les organes sur couvre-objets. Finalement, on procédait à des ensemencements avec le sang des organes et les exsudats sur plaques de gélatine et, pour la recherche des anaérobies, sur tubes d'agar liquéfié selon la méthode de Sanfelice (1). Dans ce dernier cas, j'employais des morceaux d'organes que j'agitais dans l'agar liquéfié au moyen d'une baguette de verre stérilisée. Souvent, en effet, surtout quand il s'agissait d'animaux morts d'une infection chronique, j'obtenais des résultats négatifs quand j'ensemençais seulement du sang avec l'aiguille de platine, tandis qu'avec ce procédé j'obtenais des résultats positifs toutes les fois qu'il y avait des microorganismes. Deux jours après l'ensemencement, on examinait les plaques et les tubes et, après avoir isolé les microorganismes qui s'étaient développés, on en faisait des cultures sur bouillon pour les inoculer à des animaux en vue de rechercher la connexion étiologique entre l'infection observée chez le premier animal d'expérience et celle produite artificiellement par inoculation chez le second. Dans ces expériences j'ai toujours considéré comme facteur de l'infection le microorganisme que j'avais isolé des organes et non pas celui ou ceux qui avaient été isolés de l'endroit de la fracture, me basant sur le fait que les microorganismes doivent être très nombreux à cet endroit en raison des facilités de pénétration que leur procure la communication de la blessure avec l'air extérieur.

Des fragments de tous les organes et de la moelle du fémur fracturé, ainsi que de celle du fémur sain et du tibia, étaient mis dans une solution de bichlorure de mercure saturée à froid. Au moment de la fixation on ajoutait quelques gouttes d'acide acétique, ce qui facilite la pénétration du sublimé dans les tissus. Après avoir été fixés par

---

(1) Sanfelice, Contributo allo studio de' batteri patogenei aerobi ed anaerobi che si trovano constantemente nel terreno, *Annali del l'Istituto d'Igiene sperimentale della R. Università di Roma*, 1891.

le sublimé, les morceaux étaient durcis dans l'alcool à 50 degrés, en ayant soin d'ajouter de la teinture d'iode alcoolique jusqu'à coloration du liquide, ceci pour éviter que des cristaux de sublimé restassent dans les coupes. Après avoir trempé dans l'alcool pendant 48 heures, les morceaux étaient passés par les autres séries d'alcool, et après avoir été tenus pendant 24 heures dans l'alcool absolu, on procédait à leur coloration. Les tissus étaient colorés ou *in toto* ou en coupes. Pour les colorations *in toto* j'employai le carmin au lithium, le carmin ammoniacal à la magnésie, l'hématoxyline iodique de Sanfelice (1), qui a l'avantage de colorer les microorganismes et le mélange d'hématoxyline iodique et de carmin au lithium, suggéré par Sanfelice, qui donne des colorations doubles. Pour les coupes, j'usai, en outre des colorants précités, de la fuchsine carbolisée et du violet de gentiane. Pour établir le diagnostic de certains microorganismes, j'ai eu recours au procédé de Gram.

III

Infections sub-aiguës
causées par le Bacterium coli commune

Dans ce chapitre, je rapporte le résultat obtenu sur deux lapins ayant succombé le quatrième jour aux suites d'une fracture compliquée du fémur.

Les lapins ont un peu maigri, et, après avoir enlevé la peau, on ne constate rien d'important, sauf une collection purulente au lieu de la fracture. A l'ouverture de la cavité abdominale les organes se montrent légèrement congestionnés et le liquide péritonéal un peu augmenté. La vessie contient une urine un peu rougeâtre, les parois sont, du reste, normales. Dans la cavité thoracique les poumons sont normaux, le liquide péricardique est augmenté de volume.

---

(1) SANFELICE, Dell'uso dello iodio nella colorazione de' tessuti coll'ematossilina. *Bulletino della Società di Naturalisti in Napoli*, vol. III.

L'examen microscopique du pus de la collection purulente située près de la moelle du fémur fracturé et celui du
sang des organes révèle la présence de bacilles dont quelques-uns sont englobés dans le corps cellulaire des leucocythes. Dans le sang du cœur, aucune trace de microorganismes. Avec le pus et le sang des organes on fait des
plaques de gélatine et des ensemencements dans de l'agar
liquéfié. Le troisième jour on isole tant des plaques que des
tubes un bacille producteur de gaz que ses caractères biologiques et morphologiques font reconnaître pour le *Bacterium coli commune*.

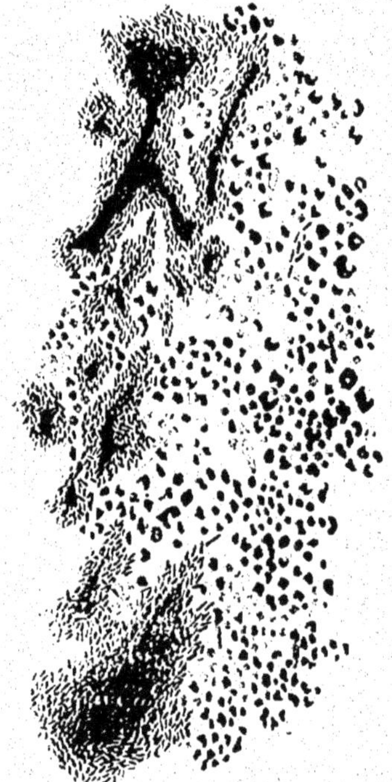

Fig. 1. — Oc. 2. — Obj. à immersion 1/12 de Leitz.
Appareil d'éclairage d'Abbe.

Coupe de la moelle du fémur fracturé faite près du lieu de la fracture, dans
laquelle on observe la fragmentation de tous les éléments propres de la
moelle et des amas de *Bact. coli commune*.

Dans les coupes on note les faits suivants : dans le foie et dans la rate aucune altération appréciable, si ce n'est de nombreux éléments montrant de la chromatolyse dans leurs noyaux. Il en est de même pour les reins. Les seules altérations importantes se trouvent dans la moelle du fémur fracturé. En observant les coupes à un fort grossissement on constate la destruction complète de la moelle au lieu de la fracture et çà et là un plasma sanguin avec résidus de substance chromatique et accumulations de bacilles. Ces dernières sont des colonies de *Bacterium coli commune* postées entre les espaces veineux et les faisceaux conjonctifs. Les éléments rouges, jeunes, nucléés, sont détruits pour la plupart. Au delà de l'endroit lésé, on voit entre les mailles du tissu conjonctif beaucoup de corpuscules rouges, jeunes, nucléés et entre ceux-ci les éléments propres de la moelle, les leucoblastes (Lowit) (1) ou les cellules mères (Sanfelice) (2).

Les cellules mères sont ici très pâles et laissent entrevoir leurs noyaux. La même chose s'observe dans les cellules géantes, desquelles nous aurons à parler plus loin. Les corpuscules rouges, jeunes, nucléés présentent une dégénérescence granuleuse de leurs noyaux et les granulations sont plus ou moins volumineuses. Cette moelle présente tout à fait l'apparence d'un tissu nécrosé. Dans les régions plus éloignées de la fracture, on voit que les cellules mères des corpuscules rouges ont proliféré et se sont fragmentées pour la plupart. Les erythroblastes ou éléments de passage et les corpuscules rouges, jeunes, nucléés montrent également des noyaux en fragmentation.

Cette fragmentation est-elle un processus physiologique de division nucléaire ainsi que le pense Arnold (3), ou bien un processus pathologique par excellence se terminant par la destruction totale des éléments comme le croit Sanfelice (4)? Il n'est pas improbable qu'elle soit un processus patho-

---

(1) Lowit, Die Einwandlung der Erythroblasten in Blutkörperchen. *Sitzb. de K. Akad.*, vol. III.

(2) Sanfelice, Genesi de' corpuscoli rossi nel midollo delle ossa de' vertebrati. *Bulletino della Società di Naturalisti in Napoli*, 1889.

(3) Arnold, Beobachtungen über Kern und Kerntheilungen in den Zellen des Knochenmarktes. *Virchow's Archiv*. vol. 93.

(4) Sanfelice, contributo alla fisiopatologia del midollo delle ossa. *Bulletino della Società di Naturalisti in Napoli*, 1890.

logique ; en raison du fait que là où les microparasites
sont le plus nombreux, la fragmentation prend des proportions gigantesques, à tel point que, dan les extrémités
fracturées, là où l'on rencontre des germes de toute espèce,
par suite de la communication de la moelle avec l'air extérieur, la fragmentation prend l'aspect d'un vrai détritus avec
destruction totale des éléments de la moelle. Dans la moelle
du fémur non fracturé également, on constate, aux endroits
où l'on observe des foyers inflammatoires manifestes, une
fragmentation des cellules mères des corpuscules rouges,
ainsi que des erythroblastes et des corpuscules rouges,
jeunes, nucléés. Cette fragmentation des éléments de la
moelle des fémurs sains doit, à mon avis, être mis en rapport avec les toxines produites par les microorganismes.
J'ai, en effet, peine à croire qu'une fragmentation des éléments puisse se produire sans l'intervention, dans l'organisme animal, d'un produit de sécrétion toxique d'un
microorganisme quelconque ou d'un poison chimique orga-
nique ou inorganique. Mais je reparlerai de cette question
quand je traiterai de la chromatolyse. Lorsque le noyau
des corpuscules rouges, jeunes, nucléés se fragmente, on
voit qu'il existe dans leur corps cellulaire, à proximité de
leur noyau rond, homogène et fortement coloré, un autre
noyau identique au premier, mais passablement plus petit,
qui y adhère comme un bourgeon, et qui, parfois, est
unique, tandis que, d'autres fois, il y en a deux, trois et
même quatre. Dans la fragmentation du noyau des cellules
mères et des éléments de passage, l'on constate que les
noyaux prennent la forme d'un C, d'un gâteau, d'un 8,
d'une massue, d'un rognon, ou de granulations éparses
dans le corps cellulaire.

IV

Infections aiguës
produites par le Bacillus pseudo-œdematis maligni

Dans ce second chapitre j'expose les altérations que j'ai
rencontrées chez 8 lapins mort d'une infection aiguë due au

Bacillus pseudo-œdematis maligni. De ces animaux, trois sont morts 36 heures après la fracture, deux après 48 heures, et trois après 56 heures.

La première chose que l'on note à l'autopsie est l'odeur dégoûtante qu'exhale l'animal. Après avoir enlevé la peau, on trouve un œdème séro-sanguinolent considérable qui s'étend dans toute la région thoraco-abdominale. La peau est décollée sur un large espace et entre les mailles du tissu conjonctif on voit de grosses et, nombreuses bulles de gaz auxquelles doit être attribué le soulèvement de la peau.

Les dimensions et le nombre de ces bulles de gaz peuvent servir à les différencier de celles que l'on observe dans l'infection produite par le bacille de l'œdème malin. En fait, les bulles que l'on voit dans l'infection due au bacille de l'œdème malin sont passablement plus petites et beaucoup moins nombreuses. Les muscles thoraciques et abdominaux sont fortement teintés en rouge et se déchirent facilement, fait qui indique un processus gangréneux des tissus. On ne note rien d'anormal dans les glandes inguinales et axillaires.

Dans la cavité abdominale, il y a augmentation du liquide péritonéal. Les intestins sont légèrement météorisés, les glandes mésentériques sont normales. Le foie a un volume normal ; il est rouge foncé, tandis que la rate est augmentée de volume et de couleur rouge ardoise. Dans les reins il n'y a rien à noter. A l'ouverture de la cavité thoracique on note une augmentation de l'humidité de la plèvre ; les poumons sont normaux. Dans le péricarde, légère augmentation du liquide qui se trouve physiologiquement dans cette cavité. Le cœur est normal.

Dans l'œdème sous-cutané l'examen microscopique révèle la présence de microcoques et de nombreux bacilles courts, peu gros, à extrémités arrondies, généralement placés deux à deux dans l'axe de la longueur. Dans le sang des organes et du cœur, on trouve les mêmes bacilles, mais ils y sont très rares. Sur les plaques et dans les tubes inoculés avec de l'œdème sous-cutané de ces lapins, on voit de nombreuses colonies, que leurs caractères morphologiques et biologiques font reconnaître comme appartenant au *Bacil-*

lus pseudo-œdematis maligni décrit pour la première fois
par Sanfelice (1).

---

(1) Avant d'aller plus loin, je crois utile de dire quelques mots des propriétés biologiques et des caractères morphologiques du *Bacillus pseudo-œdematis
maligni*. Ce microparasite habite l'intestin de l'homme et des animaux et se
rencontre aussi dans la terre, à laquelle il est apporté par les excréments des
animaux. Il est très pathogène, à tel point qu'inoculé aux cobayes ou aux
lapins il les tue en 24-36 heures par septicémie. Sanfelice, qui l'a étudié le
premier, dit qu'on peut le classer dans la catégorie du *Bac. coli commune* et
des bacilles similo-typhiques ; aujourd'hui Brotzu a démontré expérimentalement que ce n'est, en effet, pas autre chose qu'un bacille similo-typhique.
Voici la description que Sanfelice donne de ce microorganisme.

« Le bacille du pseudo-œdème est de longueur variable, mobile, à extrémités arrondies, à peu près de la même largeur que le bacille de l'œdème
malin ; il présente ces formes tant dans les cultures sur différents milieux que
dans l'œdème sous-cutané, le sang et le suc des divers organes des animaux
morts de cette septicémie.

« En ce qui concerne sa mobilité, il faut noter que dans les préparations
en goutte pendante faites avec une culture sur gélatine ou gélose, le mouve-
ment est très faible ; mais si l'on tient la goutte pendant quelque temps à
l'étuve, on observe des mouvements beaucoup plus actifs.

« Dans les préparations à sec sur couvre-objet, les bacilles se colorent bien
avec les couleurs d'aniline usuelles. Il en est de même pour les coupes d'organes. Ils ne se colorent pas très bien d'après le procédé de Gram.

« Le bacille du pseudo-œdème malin ne forme pas de spores.

« Sur plaques de gélatine les colonies sont très caractéristiques. Celles de
la profondeur diffèrent de celles de la surface. Les premières sont ovoïdes ou
rondes, à bords nets, de couleur jaunâtre. Les secondes sont plus grandes,
étendues à la surface de la gélatine, irisées quand on les regarde par transpa-
rence, avec ou sans noyau, à bords ondulés et avec des veines plus ou moins
distinctes. Elles rappellent, d'une manière générale, les colonies des bacilles
typhiques et similo-typhiques (bacille des fèces, *Bac. coli commune*, etc.)

« Sur les plaques d'agar, même différence entre les colonies de la profondeur et de la surface. Dans les colonies superficielles des plaques d'agar, on
ne voit pas de veines.

« Sur pomme de terre, le bacille du pseudo-œdème donne une pellicule humide
de couleur blanc sale.

« Dans les piqûres sur gélatine avec ou sans agents de réduction, la culture
se développe en surface et le long de la piqûre de la même manière que le
bacille typhique, en produisant de très nombreuses bulles de gaz sentant
mauvais, qui font éclater la gélatine en morceaux dont les plus superficiels
sont projetés jusqu'à la ouate.

« Il ne liquéfie pas la gélatine.

« Dans les cultures par piqûre sur agar tenues 24 heures à l'étuve, la
production de gaz est si considérable que le bouchon de ouate est souvent
projeté hors du tube. Si l'on fait l'ensemencement dans de l'agar liquéfié que
l'on refroidit rapidement dans de l'eau froide pour qu'il se solidifie de nouveau, on voit les colonies discoïdes dans toute la hauteur du terrain de culture.
avec abondant développement de gaz. De même, sur les plaques recouvertes
d'agar ou de gélatine, les colonies se développent dans toute l'étendue du terrain nutritif et y produisent des bulles de gaz.

« Dans les milieux de culture liquides, le bacille du pseudo-œdème se développe sans présenter de caractères importants. Il croît bien dans le bouillon,
qu'il trouble d'une manière homogène, sans former de pellicule à la surface ;
il se développe bien dans le lait stérilisé sans y produire de modifications
apparentes. La production de gaz dans l'agar se constate toujours avec la
même abondance ; dans la gélatine à 40 p. 100, elle est encore abondante,

En outre de ces colonies, on en rencontre d'autres appartenant à différentes espèces de microparasites. Des organes des huit lapins, seul le *Bacillus pseudo-œdematis maligni* fut isolé ; de l'œdème, par contre, on réussit à isoler : chez trois lapins, outre le *Bacillus pseudo-œdematis maligni*, le *Staph. pyogenes aureus* ; chez deux autres, avec le *Bac. pseudo-œdematis maligni*, le *Staph. pyogenes aureus* et le *Staph. pyogenes albus* et, finalement, chez les trois derniers, le *Bac. pseudo-œdematis maligni*, le *Staph. pyogenes aureus* et le *Streptodiplococcus septicus*. J'ai employé la dénomination de *Streptodiplocoque* et non pas de *streptocoque* parce qu'elle me paraît plus logique et qu'elle rend plus exactement la morphologie du parasite. En effet, si l'on cultive dans du bouillon un streptocoque quelconque et si on l'observe ensuite en goutte pendante ou sur des préparations colorées, on remarque que les chaînes du streptocoque ne sont pas formées par des microcoques disposés sans interruption l'un à côté de l'autre, mais qu'elles sont, au contraire, constituées par des groupes de microcoques disposés deux à deux et que chaque paire est séparée de l'autre par un très petit espace, de façon à ce que la chaîne est formée par autant de diplocoques ; c'est basé sur ce fait que j'ai préféré la dénomination de streptodiplocoque à celle de streptocoque.

Dans le foie, on constate une légère immigration de leucocythes très manifeste là où les bacilles sont abondants. Les bacilles du pseudo-œdème ne s'y trouvent pas en grand nombre ; on les rencontre entre les cordons cellulaires et dans la proximité de la veine centrale des lobules, rangés deux par deux dans l'axe longitudinal.

Dans la rate, rares infiltrations leucocytaires ; les bacilles, très rares, sont dans la pulpe splénique. Dans les reins, aucune altération ; les bacilles s'y rencontrent en très petite quantité dans la région corticale, entre les tubes con-

---

mais faible dans celle à 5 p. 100, ce qui provient de ce que la diminution de la cohésion du terrain de culture favorise la difusibilité du gaz.

« Le bacille du pseudo-œdème se développe bien, tant à la température ordinaire qu'à celle de l'étuve. (Sanfelice, *contributo allo studio dei batteri patogeni aerobi ed anaerobi che si trovano costantemente nel terreno. Annali del l'Istituto d'Igiene sperimentale della R. Università di Roma*, 1891.)

tournés et au milieu des glomérules de Malpighi. Dans le

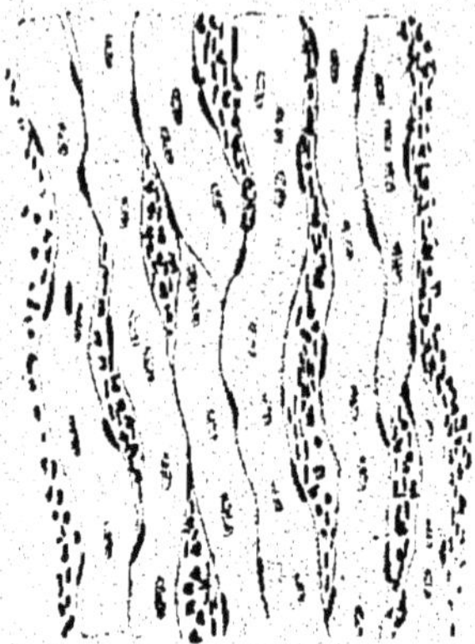

Fig. 2. — Oc. 2. — Obj. 1/12 de Leitz.
Appareil d'éclairage d'Abbe.

Muscles de lapin mort 36 heures après la fracture du fémur d'infection aiguë causée par le *Bacillus pseudo-œdematis maligni*. Les bacilles se voient en grand nombre entre les fibres où l'on voit également des infiltrations de leucocytes.

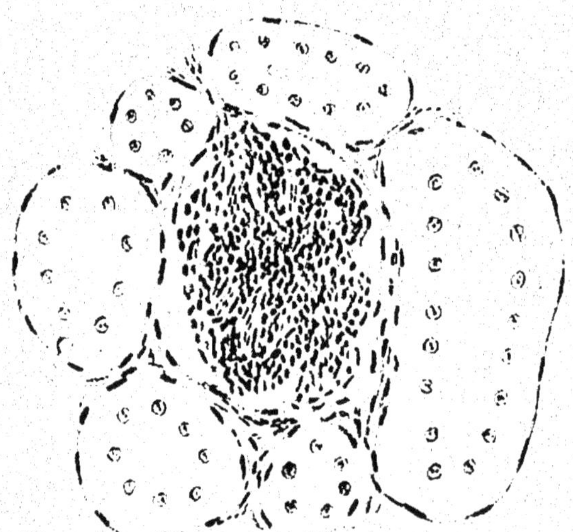

Fig. 3. — Oc. 2. — Obj. à immersion 1/12 de Leitz.
Appareil d'éclairage d'Abbe.

Rein du même animal. Les microorganismes spécifiques se voient au milieu des glomérules et entre les tubes contournés.

cœur et dans les poumons, rien d'intéressant. Dans les muscles, les microorganismes sont plus nombreux et se trouvent entre les fibres qui sont éloignées les unes des autres par l'œdème et l'abondante accumulation de leuco-cytes.

Dans la moelle du fémur fracturé, on voit, à un fort gros-sissement, dans la proximité du lieu de la fracture, un détritus très fin de noyaux, ne permettant plus de distinguer entre les noyaux et le corps cellulaire. Au milieu de cette nécrobiose des éléments médullaires, on voit les bacilles du pseudo-œdème malin disposés par groupes ou épars entre les faisceaux du tissu connectif. Un peu plus loin que le *locus lesionis* on voit des fragments beaucoup plus gros de noyaux épars dans le tissu et les cellules mères avec des fragments de substance chromatique de différents diamètres dans leur intérieur. Les artères si-tuées près de la fracture sont absolument bondées d'élé-ments fragmentés, dont quelques-uns sont colorés d'une manière intense et qui proviennent évidemment des cellules mères devenues très nombreuses et des éléments de pas-sage. Dans l'épaisseur de la tunique artérielle, entre la tunique externe et la tunique moyenne, on voit beaucoup d'éléments infiltrés en voie de fragmentation. La tunique interne est le siège d'une inflammation, et les noyaux de l'endothélium qui la composent se voient en fragmenta-tion.

Dans la moelle fracturée de l'un des lapins morts après 50 heures, le tissu médullaire est imbibé de plasma-san-guin. Toutes les coupes sont presque entièrement occu-pées par des accumulations rondes, disposées en rayons et très brillantes, qui sont des cristaux caractéristiques d'hémoglobine. Dans les points très voisins de la solution de continuité, les éléments sont réduits en détritus, et l'on ne voit plus que des fragments de substance chromatique, de grandeurs diverses, dont quelques-uns, fortement colo-rés, sont répartis çà et là dans le tissu connectif. Plus loin de la fracture, on trouve les cellules mères et les corpus-cules rouges. jeunes, nucléés, avec leurs noyaux en frag-mentation, présentant les formes déjà décrites. Les cellules géantes sont en voie de destruction. Les bacilles du pseudo-œdème malin sont répartis par groupes dans le tissu adénoïde et se voient aussi entre les veines. Dans la moelle non fracturée les bacilles sont en moindre nombre, et l'on ne note rien d'important, si ce n'est la fragmentation des éléments lymphoïdes et quelques petits foyers inflammatoires. Dans quelques points, tant de la moelle du fémur fracturé que de la moelle saine, on voit des cellules mères et des éléments de passage avec noyaux en voie de dégénérescence chromatolytique.

V

Infections aiguës produites par le Bacillus œdematis maligni

De l'infection due au *Bacillus œdematis maligni* sont morts dix lapins, 36 heures après la fracture.

La région thoraco-abdominale de ces animaux est fortement tuméfiée et de la blessure s'écoule un liquide séro-sanguinolent inodore. Lorsqu'on soulève la peau en la plissant et en la faisant rouler entre le pouce et l'index, on note un crépitement caractéristique produit par les bulles de gaz contenues dans les mailles du tissu conjonctif. Celles-ci sont dues aux propriétés gazogènes du microparasite. En incisant la peau on trouve un œdème gélatino-sanguinolent copieux, s'étendant à tout le tissu sous-cutané. La peau est décollée sur une large étendue en suite de cet emphysème ; l'animal ne répand pas une mauvaise odeur, comme dans les infections causées par le bacille du pseudo-œdème. Les muscles sont de couleur rouge fuchsine. Dans la région du fémur fracturé, les muscles de la cuisse sont le siège d'un sphacèle gangréneux et tombant en morceaux dès qu'on les touche. Dans les articulations, aucun épanchement ; les glandes inguinales et axillaires paraissent normales.

Dans la cavité abdominale, on trouve un épanchement séreux-sanguinolent copieux. Le foie est très tuméfié et de couleur noirâtre et se désagrège dès qu'on le touche ;

la rate est également très augmentée de volume et noirâtre. Les reins sont très œdematiés. Les glandes mésentériques paraissent augmentées de volume. Dans le médiastin, on note un épanchement séreux-sanguinolent. Les poumons sont œdématiés. Le sang est de couleur rouge poix, très fluide ; le cœur est normal.

Au microscope, on voit dans l'œdème sous-cutané des bacilles allongés, quelquefois munis d'une spore terminale ; dans le sang des organes, on ne voit que des bacilles très allongés. Chez deux lapins, dont l'autopsie avait été pratiquée environ 16 heures après la mort, les bacilles étaient très abondants et très longs dans le sang des organes.

Chez cinq lapins sur dix, on n'isola qu'une seule espèce de microorganisme, tant de l'œdème que du sang, savoir : le *Bacillus œdematis maligni*. Des cinq autres lapins deux donnèrent, dans l'œdème, le *Pseudo-bacillus œdematis maligni* et le *Pseudo-bacillus tetani* (1) en outre du *Bacillus*

---

(1) Avant de continuer, je ne crois pas hors de propos de parler des propriétés biologiques et morphologiques du *Pseudo-bacillus tetani* et du *Pseudo-bacillus œdematis maligni*. Ne pouvant les décrire plus brièvement que ne l'a fait M. Sanfelice qui, le premier, les a mentionnés, je transcris telles quelles les paroles de l'auteur :

« Les colonies des *Pseudo-bacillus œdematis maligni* sur les plaques de gélatine recouvertes ressemblent beaucoup à celles des *Proteus mirabilis* et ne produisent pas de gaz dans la gélatine à laquelle il n'a pas été ajouté du sucre de raisin. Après six jours, les colonies ont liquéfié la gélatine et présentent alors un aspect différent. On voit, au centre, une masse obscure de forme plus ou moins régulière, et, vers la périphérie, des prolongements assez longs, constitués par un ensemble de bacilles. Cet anaérobie produit aussi une odeur désagréable et, à l'examen microscopique, il se présente comme un bacille mobile, souvent en longs filaments. Les bacilles plus courts ont des spores terminales qui se colorent parfaitement par la méthode de la double coloration. Les filaments présentent souvent plusieurs spores à égales distances et peu saillantes sur les bords.

« Les colonies dans l'agar ressemblent beaucoup à celles du vibrion septique (ou œdème malin), avec abondante production de gaz. Quand la gélatine est entièrement liquéfiée, on observe au fond du tube une masse floconneuse blanchâtre, tandis que les couches supérieures de la gélatine restent très limpides. Dans les terrains nutritifs acides et dans ceux de réaction légèrement acide ou alcaline colorés avec la teinture de tournesol, cet anaérobie se comporte d'une manière identique à celle de l'œdème malin. Il en est de même des cultures dans le lait stérilisé ou dans les terrains nutritifs solides contenant de l'amidon. Je crois que ce microorganisme anaérobie est identique au pseudobacille de l'œdème malin décrit par Liborius. Je l'ai trouvé très fréquemment dans les infusions putrides de viande, dans la terre et dans les excréments de cobayes. Cet anaérobie ressemble en partie au *Bacillus radiatus* de Liborius. »

SANFELICE, *Untersuchungen über anaerobe Mikroorganismen*. — *Zeitschrift für Hygiene und für infectionskrankheiten*, 1893.

œdematis maligni ; et trois contenaient, en dehors de ce dernier, également dans l'œdème, le *Bac. coli commune.*

Quant au *Pseudo-bacillus tetani.* M. Sanfelice s'exprime en ces termes :

« C'est un bacille mobile à spores terminales. Il se développe lentement. Sur les plaques de gélatine recouvertes, tenues à la température de la chambre (20° à 22° C.), les colonies se voient seulement après 8 à 10 jours. Vues à l'œil nu, elles apparaissent comme de très petits points ronds. Vues au microscope, elles sont rondes avec des contours très nets, un centre foncé et une périphérie claire, couleur jaune citron, enfin, granuleuses; quelques-unes ont des prolongements un peu courts et rares. Lorsqu'on sépare les deux plaques, on note une odeur très désagréable. Les colonies sur agar observées à un fort grossissement paraissent formées par un épais enchevêtrement de filaments.

« L'examen microscopique des colonies en goutte pendante dans du bouillon fait voir des bacilles de longueurs différentes, peu mobiles. La plupart des bacilles courts ont des spores terminales débordant sur les extrémités des bacilles. Dans les préparations à sec, les spores se colorent par la méthode de la double coloration, par l'emploi de la fuchsine carbolique de Ziehl et le bleu de méthylène. Après avoir tenu le couvre-objet, pendant deux ou trois minutes, sur la flamme, avec une solution de fuchsine, on peut traiter par la solution d'acide nitrique, et colorer ensuite les bacilles par le bleu de méthylène. Les spores de cet anaérobie se colorent beaucoup plus facilement que celles du *Bacillus subtilis* (Cohn). Dans les préparations ainsi colorées, on observe, au centre de la spore, le noyau coloré en rouge, la membrane peu colorée et le bacille coloré en bleu.

« Quelques bacilles montrent à une extrémité un renflement qui se colore d'une manière homogène avec le bleu de méthylène. C'est le premier indice de la formation de la spore, la différence entre la membrane et le noyau n'est pas encore accusée. Ceci est confirmé par l'observation des bacilles en goutte pendante dans du bouillon, dans laquelle quelques-uns montrent, à une extrémité, une spore très réfringente, tandis que d'autres, au contraire, montrent un gonflement de la réfraction du protoplasme du bacille et de la même dimension de la spore qui apparaît brillante.

« L'aspect de la culture par piqûre est différent. Parfois partent de la piqûre des prolongements latéraux, qui se ramifient de façon à donner à la culture l'aspect d'un arbre ; d'autres fois on a, le long de la piqûre, un développement de petites colonies sans prolongements, très rapprochées les unes des autres ; d'autres fois encore, partent de la piqûre de longs filaments ramifiés, de sorte que la culture ressemble à un enchevêtrement de très petits filaments. Le plus souvent on constate la production de gaz. La culture présente des aspects divers, même en employant la gélatine. La description de cet anaérobie ressemble beaucoup à celle que Liborius donne du *Bacillus polypiformis.* Le pseudo-bacille du tétanos, cultivé dans des terrains nutritifs acides, se développe aussi bien que dans ceux de réaction neutre ou légèrement alcaline. Si à l'agar ordinaire on ajoute quelques gouttes de teinture aqueuse saturée de tournesol, et si ensuite on y fait des cultures de cet anaérobie, l'agar étalé en surface d'azuré devient rose, ce qui démontre que le pseudo-bacille du tétanos est producteur d'acide. Dans l'agar acidifié et coloré en rouge par la teinture de tournesol, cet anaérobie ne produit aucune modification dans la couleur. De cela on déduit qu'il n'est pas producteur d'alcali. Dans le lait stérilisé, il se développe vigoureusement.

« Le pseudo-bacille du tétanos n'a pas la propriété de changer l'amidon en sucre, ni celle de liquéfier la gélatine. Très souvent j'ai isolé cet anaérobie d'infusions putrides de viande, de divers échantillons de terre et de diverses connexions sous-cutanées des cobayes morts à la suite d'inoculations de terre. » (Sanfelice, Untersuchungen über anaerobe Mikroorganismen. — *Zeitschrift für Hygiene und für Infectionskrankheiten,* 1893.)

Du sang on ne put isoler que le *Bacillus œdematis mali-gni*.

Sanfelice (1) est le premier qui a décrit la disposition qu'assument les bacilles de l'œdème malin dans les organes des animaux morts de cette affection. Il a observé qu'à la mort de l'animal ce microorganisme se trouve en plus grand nombre dans l'œdème sous-cutané que dans les orga-nes, dans lesquels il manque même quelquefois mais dans lesquels il devient très nombreux, environ, 12 heures après la mort de l'animal. Sanfelice a, de plus, remarqué que dans l'œdème sous-cutané le bacille de l'œdème malin se montre sous la forme d'un bacille de grandeur moyenne

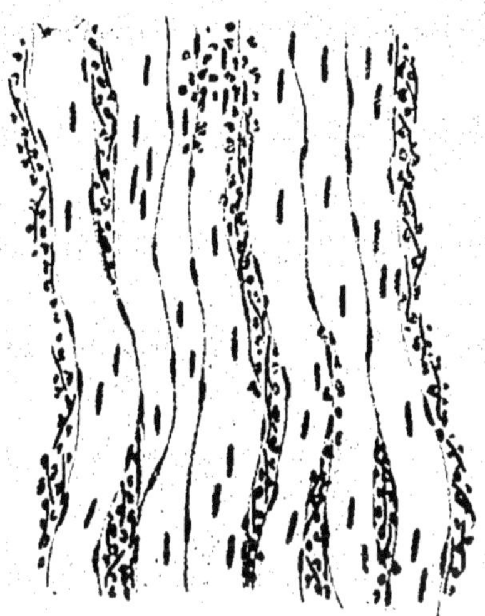

Fig. 4. — Oc. 2. — Obj. à immersion 1/12 de Leitz.
Appareil d'éclairage d'Abbe.

Coupe de muscles de la cuisse d'un lapin mort 36 heures après la fracture du fémur, à la suite d'une infection due au *Bacillus œdematis maligni*. On voit entre les fibres musculaires une grande quantité de cellules infiltrées au milieu desquelles on rencontre de nombreux bacilles de l'œdème malin.

et que, lorsqu'il a envahi les organes, il prend dans le sang de ceux-ci la forme de filaments très longs, filaments que l'on voit souvent traverser tout le champ du microscope.

____

(1) SANFELICE. Untersuchungen über anaëroben Microorganismen. *Zeitschrift für Hygiene und Infectionskrankheiten*, 1893.

Lorsqu'on fait des coupes des différents organes des lapins morts de l'infection produite par le bacille de l'œdème malin, on note ceci :

Dans les muscles, les fibres sont très éloignées les unes des autres, à cause de l'énorme œdème ; l'infiltration des leucocytes est modérée, mais copieuse, là où il y a beaucoup de microorganismes ; en résumé, l'œdème est le fait le plus grave que l'on observe dans ces muscles. Entre les fibres on voit de très nombreux bacilles de l'œdème malin allongés, à extrémités arrondies ; mais l'allongement est bien moins considérable que chez les bacilles que l'on rencontre dans le sang. Chez quelques lapins il y avait une

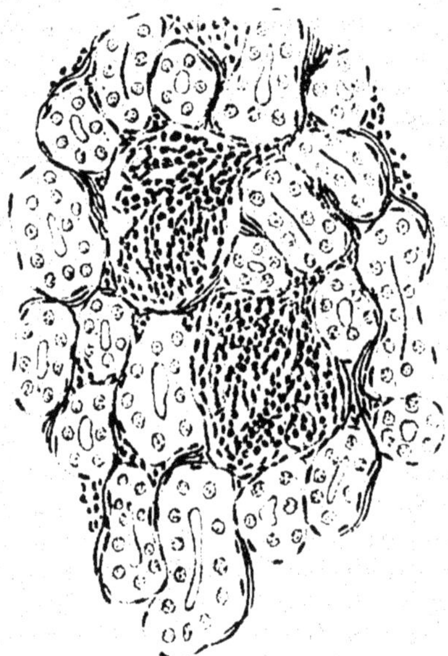

Fig. 5. — Oc. 2. — Obj. à immersion 1/12 de Leitz.
Appareil d'éclairage d'Abbe.
Coupe du rein du même animal. Les bacilles de l'œdème malin se voient disposés en faisceaux au milieu des tubes contournés.

vraie nécrose des fibres musculaires. Le cœur ne présente rien de pathologique, si ce n'est qu'une énorme quantité de bacilles se voient dans les vaisseaux et entre les fibres des cellules musculaires. Les coupes du foie, soit à un faible, soit à un fort grossissement, laissent voir un parenchyme inaltéré ; en quelques points, autour des veines centrales du lobule, quelques signes légers d'inflammation. Çà et là autour des vaisseaux inter lobulaires, des infiltrations de leucocytes. Entre les capillaires et les veines de gros et moyen calibres, comme aussi entre les artères, les bacilles spécifiques sont très peu nombreux, entre les cordons des

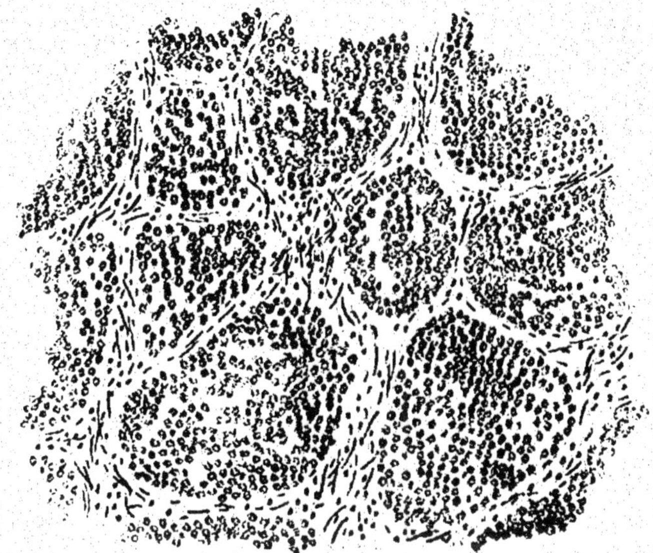

Fig. 6. — Oc. 2. — Obj. à immersion 1/12 de Leitz.
Appareil d'éclairage d'Abbe.

Coupe d'une glande mésentérique du même animal. On constate une notable hypertrophie du tissu lymphoïde, une infiltration leucocytaire du tissu connectif interfolliculaire et de nombreux bacilles de l'œdème malin entre les cellules et au milieu des faisceaux de tissu connectif.

cellules hépatiques, en dedans des capillaires, au contraire, on voit les bacilles caractéristiques très allongés, quelquefois isolés, d'autres fois disposés en faisceaux.

Dans la rate, on note de l'œdème et de l'hypérémie, et les microparasites se rencontrent dans les vaisseaux, au milieu des corpuscules de Malpighi, de même qu'entre les mailles du tissu connectif et à proximité des trabécules musculaires. Dans les reins, il n'y a habituellement pas d'altérations anatomiques ; dans quelques rares cas, on y constate un œdème inflammatoire aigu. Les bacilles spécifiques se voient autour des glomérules de Malpighi et entre les tubes contournés, où ils sont assez nombreux et disposés par groupes de deux, trois ou quatre individus et par petits faisceaux de huit, neuf bacilles et plus. A la périphérie de l'organe, les microparasites sont en quantité extraordinaire et, à mesure qu'ils se rapprochent de la circonférence au centre du rein, ils décroissent de nombre jusqu'à disparaître entièrement. Il est rare que l'on rencontre des microorganismes entre les tubes rectilignes. Dans les poumons, on

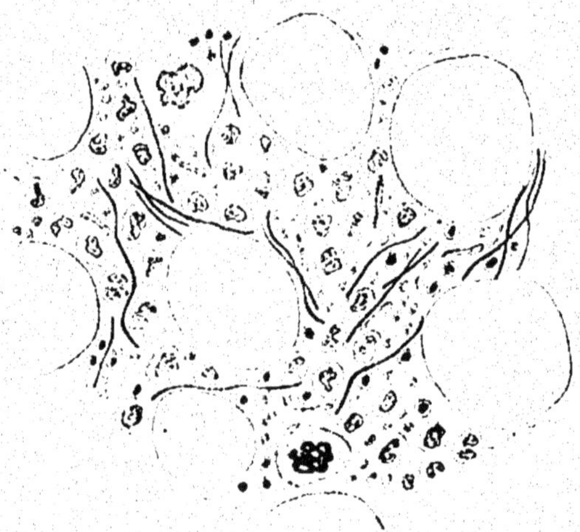

Fig. 7. — Oc. 2. — Obj. à immersion 1/12 de Leitz.
Appareil d'éclairage d'Abbe.

Coupe de la moelle du fémur fracturé d'un lapin mort 18 heures après la fracture, à la suite d'une infection due au *Bacillus œdematis maligni*. Les bacilles caractéristiques de l'œdème malin, très allongés, se voient au milieu des éléments propres de la moelle.

observe quelques points d'infiltration et d'œdème inflammatoire, mais très peu de microorganismes. Les glandes mésentériques sont très hypertrophiées, fortement enflammées et montrent des leucocytes en fragmentation et en chromatolyse étendue, laquelle, du reste, est aussi manifeste dans quelques points de la rate. Les bacilles spécifiques sont très nombreux et sont disposés entre les fais-

ceaux du tissu conjonctif interfolliculaire. La moelle du
fémur fracturé est en proie à une inflammation intense et
laisse apercevoir en quelques points une fragmentation
considérable des cellules mères, des éléments de passage et
des corpuscules rouges, jeunes, nucléés, avec augmentation
des leucocytes. Dans quelques coupes, on trouve de nombreuses cellules géantes à noyau fortement coloré et à
corps cellulaire très net. Les voies capillaires sont par places
presque osbtruées par des éléments en fragmentation et contiennent de nombreux bacilles de l'œdème malin. D'autres
bacilles sont disposés en faisceaux au milieu des fibres du
tissu conjonctif et entre les éléments propres de la moelle.
Dans la moelle du fémur non fracturé également, on constate des symptômes d'inflammation, mais moins intenses
que les premiers, avec fragmentation des éléments propres
de la moelle, des microparasites spécifiques entre les faisceaux du tissu connectif et l'augmentation des leucocytes.

VI

Infections aiguës mixtes dues au Bacillus œdematis
maligni et au Bacillus pseudo-œdematis maligni

Une infection mixte aiguë, due à la présence simultanée
dans le sang du *Bacillus œdematis maligni* et du *Bacillus
pseudo-œdematis maligni*, entraîna la mort de dix lapins,
24 à 36 heures après qu'on leur eût fracturé le fémur et
laissé, comme d'habitude, l'os à découvert.

En enlevant la peau on sent une odeur très nauséabonde
due à la présence du bacille du pseudo-œdème et non pas à
celle du bacille de l'œdème malin. Le décollement de la
peau est très étendu, et, lorsqu'on la soulève, on trouve un
abondant œdème séro-sanguinolent, avec une grande quantité de bulles gazeuses grandes et petites. Les muscles
sont très rouges et se déchirent facilement dans la proximité du lieu de la fracture. Dans le péritoine, il y a un
épanchement séro-sanguinolent. Le foie et la rate sont
tuméfiés, friables et de couleur brun ardoise. Les reins sont

gros et œdématiés. Les glandes mésentériques sont aussi
un peu augmentées de volume. Dans la cavité thoracique,
on observe un épanchement séro-sanguinolent tant dans le
péricarde que dans la plèvre. Le cœur et les poumons sont
normaux.

Dans l'œdème, bacilles allongés et bacilles courts à
extrémités arrondies et microcoques amoncelés, la plupart disposés en diplocoques. Dans le sang des organes,
bacilles très allongés et bacilles disposés par deux. Les
ensemencements du sang des organes dans des tubes
d'agar liquéfié permettent d'isoler le *Bacillus œdematis
maligni* et le *Bacillus pseudo-œdematis maligni*; les ensemencements pratiqués avec l'œdème, par contre, donnent,
en outre des deux microorganismes susdits, chez deux
lapins : le *Staph. pyogenes aureus*; chez trois autres lapins :
le *Bacillus radiciformis* et le *Staph. pyogenes aureus*; et,
enfin, chez les cinq autres : le *Bacillus radiciformis*, le
Pseudo-bacillus tetani, et le *Streptodiplococcus pyogenes*.

Dans le tissu musculaire, on constate une infiltration
leucocytaire qui est considérable en certains endroits. Les
bacilles de l'œdème malin et ceux du pseudo-œdème malin
se trouvent entre les fibres, ceux de l'œdème malin sont
un peu plus longs et minces que ceux du pseudo-œdème, qui
sont disposés deux par deux dans l'axe longitudinal. Des
bacilles des deux espèces se voient aussi entre les fibres des
cellules musculaires du cœur. Dans le foie, rien de marquant ; chez deux des cobayes, on y constate des stases,
des hémorragies punctiformes, des symptômes d'inflammation, quelques noyaux des cellules parenchymateuses
sont en chromatolyse, et l'on voit beaucoup de microparasites avec prédominance de ceux de l'œdème malin. La
rate est fortement hyperémiée, sa capsule est tendue, les
lacunes sont remplies de sang et çà et là il y a des hémorragies. Les microorganismes sont plus nombreux dans
les lacunes que dans les autres endroits. Dans la rate, il y a
de nombreux éléments en chromatolyse. Dans les reins, on
observe des stases et d'énormes dilatations des vaisseaux.
Dans quelques coupes, on voit les *venulæ stellatæ* sous-
capsulaires énormément dilatées. Çà et là, quelques légers
symptômes d'inflammation et entre les tubes contournés et

les anses de Henle les susdits microparasites. Les poumons présentent des phénomènes de stase avec un léger degré d'inflammation et un peu d'exsudat dans les bronches et çà et là quelques bacilles de l'œdème malin.

Dans la moelle du fémur fracturé, on trouve beaucoup de foyers hémorragiques de grandeurs diverses avec prédominance des corpuscules blancs sur les autres éléments de la moelle. En quelques endroits, la substance chromatique des noyaux, tant des cellules mères que des éléments de passage et des corpuscules rouges, jeunes, nucléés, est réduite en un véritable détritus. De fait, il existe près de la solution de continuité une vraie nécrose du tissu avec nécrobiose des éléments. Plus loin, on observe la fragmentation habituelle des éléments propres de la moelle. Très peu de noyaux en chromatolyse et quelques-uns en cariomitose. Dans la moelle de l'un des animaux, les lésions sont plus étendues ; et l'on voit, à un très fort grossissement, que la plus grande partie du tissu est atteinte d'un processus inflammatoire assez considérable. Il existe des zones dans lesquelles on ne peut plus reconnaître aucune texture d'aucune sorte et l'on ne voit que des résidus de substance chromatique et des colonies de microparasites. En outre de cette portion nécrosée, on trouve également les microorganismes dans les portions enflammées de la moelle. Dans les coupes de la moelle saine, les éléments sont en fragmentation, avec prédominance des cellules mères sur les autres éléments de la moelle ; on y trouve des microorganismes des deux espèces.

VII

Infections mixtes aiguës causées par le Bacillus œdematis maligni et le Streptodiplococcus septicus

J'ai observé deux autres cas d'infection aiguë mixte chez deux lapins qui succombèrent 24 heures après que la fracture compliquée du fémur eut été produite.

L'autopsie de ces lapins est peu intéressante, en ce qu'elle reproduit tous les phénomènes décrits dans le précédent chapitre.

Dans l'œdème, on voit des bacilles allongés à extrémités arrondies, des bacilles trapus disposés deux par deux, et de nombreux microcroques. Dans le sang des organes, bacilles en longs filaments et microcoques réunis pour la plupart deux par deux. De l'œdème on isole le *Bacillus œdematis maligni*, le *Bacillus pseudo-œdematis maligni* et le *Streptodiplococcus septicus*, décrit pour la première fois par Nicolaier et Guarneri ; du sang et des organes on isole le *Bacillus œdematis maligni* et le *Streptodiplococcus septicus*.

Dans les muscles, rien d'intéressant, hors les symptômes d'inflammation et la présence de microorganismes entre les fibres qui sont écartées l'une de l'autre par l'œdème. Dans les muscles cardiaques, quelques bacilles de l'œdème malin. Des phénomènes de stase et d'inflammation se voient dans le foie, dans les vaisseaux duquel on observe des bacilles et des microcoques, les premiers généralement en forme de diplocoques. La rate est hyperémiée avec de légères hémorragies par places. Les microorganismes s'y voient entre les fibres du tissu connectif. Les reins et les poumons ne montrent rien d'intéressant, sauf la présence, spécialement dans les premiers, de bacilles et de microcoques. Dans la moelle du fémur fracturé il y a, au lieu de la lésion, nécrose des tissus et nécrobiose des éléments et une grande quantité de microorganismes disposés en groupes et en faisceaux. Les microcoques, comme le bacille du pseudo-œdème malin, sont disposés par groupes ; ceux de l'œdème malin, en faisceaux. Dans les parties situées plus haut que la fracture, on note des symptômes d'inflammation, la fragmentation des éléments propres de la moelle et une augmentation des cellules mères. Dans la moelle du fémur sain, on constate aussi de l'inflammation, la fragmentation des cellules mères, des éléments de passage et des corpuscules rouges, jeunes, nucléés, l'augmentation des leucocytes, bacilles de l'œdème malin et de petits groupes du strepto-diplocoque septique.

VIII

Infection mixte à cours prolongé (chronique) causée par le Bacillus pseudo-œdematis maligni et le Staphylococcus pyogenes aureus.

Une troisième forme d'infection mixte à caractère chronique, due à la présence simultanée du *Bacillus pseudo-œdematis maligni* et du *Staphylococcus pyogenes aureus*, fut observée chez deux lapins qui moururent le 25ᵉ jour après la blessure.

En incisant la peau on constate une hyperémie des vaisseaux cutanés. Au lieu de la fracture, on note un abcès de la grandeur d'une noix qui comprend, ainsi qu'on le voit lorsqu'on l'incise, les moignons du fémur fracturé recouverts en grande partie par le périoste. Dans la cavité abdominable, rien de saillant, sauf une injection des vaisseaux de la séreuse pariétale et viscérale du péritoine et un aspect particulier du foie qui donne l'idée d'un foie gras. Les organes thoraciques sont normaux.

Les préparations à sec donnent comme résultat : dans le pus, présence de bacilles et microcoques et, dans le sang, absence complète de microorganismes. Du pus et du sang de la rate on isole le *Staphylococcus pyogenes aureus* et le *Bacillus pseudo-œdematis maligni*. Sachant que ce dernier tue en 24 heures, j'ai voulu voir si celui que j'avais isolé différait de celui étudié par Sanfelice, du moins quant à son pouvoir pathogène, et j'inoculai, à cet effet, des cultures pures à un cobaye et à un lapin ; ceux-ci succombèrent en 24 heures en présentant les symptômes classiques de l'infection due au bacille du pseudo-œdème malin, tels que je les ai décrits plus haut. Je dirai plus tard la raison de ce mode d'action différent du même microorganisme qui, une fois, tue par infection aiguë et l'autre fois par infection chronique.

Les coupes du foie observées à un faible grossissement (Leitz, 1) font voir des zones bien délimitées, fortement colorées et présentant une structure peu reconnaissable. Au même grossissement et dans la même coupe, on voit des points très transparents qui laissent reconnaître une structure très altérée du tissu hépatique. En observant ces coupes avec un très fort grossissement (Zeiss, immersion 1/18), on note des altérations très importantes, tant dans le tissu interstitiel que dans le tissu parenchymateux de la glande. Les noyaux du tissu conjonctif interstitiel paraissent augmentés de volume, sont comme gonflés et considérablement plus grands que ceux d'un foie physiologique. Les vaisseaux sont un peu plus distendus et dilatés que normalement et contiennent dans leur intérieur un grand nombre de leucocytes. Les altérations vraiment graves frappent les cellules hépatiques. Les cordons cellulaires de chaque acinus sont interrompus, et l'on voit que la place qui normalement devrait être occupée par une cellule hépatique est prise par une grosse goutte de graisse avec une mince membrane se colorant un peu par l'hématoxyline. En quelques endroits, on voit des cellules dont le noyau placé à la périphérie est très aplati avec une goutte graisseuse dans le protaplasme de la cellule, goutte qui déplace le noyau. Vers la périphérie de l'aplatissement, le noyau n'est pas rond, mais un peu allongé et réniforme, avec une membrane et de petits fragments de chromatine fondue dans la partie centrale. Dans les cellules hépatiques, en outre de ces grosses gouttes de graisse, on trouve encore des gouttelettes de la même graisse en nombres divers et de dimensions variées. L'aspect général des cellules moins altérées n'est pas celui des cellules normales. Ces cellules font voir un protoplasme granuleux, et leur noyau paraît souvent en fragmentation. Lorsqu'il se fragmente, on voit alors dans l'intérieur de la cellule hépatique deux noyaux de diverses grandeurs colorés d'une manière intense. Là où l'on voyait des nids fortement colorés, on reconnaît, avec ce grossissement, des centres hépatiques nécrosés et en nécrobiose. On voit également de nombreux éléments dont les noyaux montrent la substance chromatique en fusion. Nous trouvons donc dans ce foie de la *phlogose*, de la *dégénérescence graisseuse*, la *fusion de la substance chromatique* et la *mortification d'aires*

entières du tissu hépatique. La recherche des microorganismes, avec quelque soin qu'on la pratique, donne constamment des résultats négatifs. Les coupes de la rate ne présentent rien autre chose qu'une activité exagérée du tissu
lymphoïde, ce qui se peut déduire du fait que les noyaux
des corpuscules de passage se trouvent dans les différentes
phases de la caryokinèse et que le nombre de ces derniers

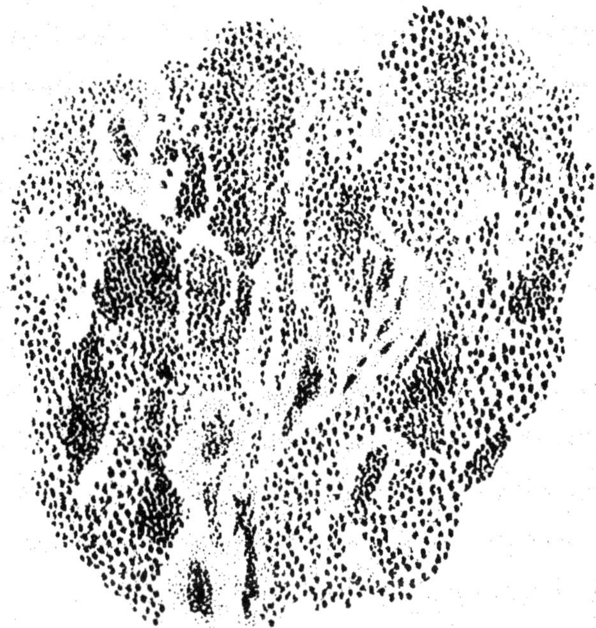

Fig. 8. — Oc. 2. — Obj. 6 de Koristka. — Appareil d'éclairage d'Abbe.
Coupe de la moelle du fémur fracturé d'un lapin mort le 25ᵉ jour après
la fracture, à la suite d'une infection chronique mixte due au *Bacillus
pseudo-œdematis maligni* et au staphylocoque pyogène doré. La coupe
montre un tissu fortement enflammé, une véritable myélite, dans lequel
on observe de nombreux foyers de suppuration ainsi que de nombreux amas
de staphylocoques pyogènes.

est très augmenté comparé à celui des autres éléments de
l'organe. Il y a aussi grande augmentation des corpuscules
rouges, jeunes, nucléés. Les reins présentent des phénomènes importants relativement à leur tissu parenchymateux. Il y a dilatation des tubes contournés, les épithéliums

sont troubles et, quelquefois, nécrosés. Les coupes du
cœur, des poumons et du cerveau ne présentent rien d'intéressant. La recherche des microorganismes dans les
organes donna un résultat négatif. Dans la moelle du fémur
fracturé, on note, précisément au lieu de la fracture, une
liquéfaction purulente du tissu. Plus haut, on rencontre
des zones enflammées avec des éléments en fragmentation au centre qui ont toute l'apparence de corpuscules
de pus. Dans cette moelle il y a augmentation des cellules
mères, des corpuscules rouges, destruction des cellules
géantes par les leucocytes et disparition des cellules grais-
seuses. La moelle du fémur sain et du tibia accusent une
activité exagérée du tissu, avec nombreux érythroblastes
dont le noyau est en caryokinèse. On voit les staphylocoques pyogènes dorés disposés en groupes assez caractéristiques parmi les éléments fragmentés de la moelle du
fémur fracturé.

IX

*Infections à cours prolongé (chronique) causées par le
Bacillus pseudo-œdematis maligni*

Dans ce chapitre, j'expose les résultats obtenus chez huit
lapins, dont le premier succomba aux suites de la fracture
le 10ᵉ jour, tandis que le second et le troisième moururent
le 12ᵉ jour, le quatrième le 18ᵉ jour, le cinquième et le
sixième le 6ᵉ jour, le septième et le huitième le 9ᵉ jour.
Le premier fait qui nous frappe ici est l'amaigrissement
considérable que l'on note chez ces animaux, en particulier chez les lapins morts le 12ᵉ jour et chez ceux morts le
10ᵉ et le 18ᵉ jour après la fracture. En décollant la peau
on ne note rien de saillant. A l'endroit de la fracture, tous
les huit animaux présentent une abondante collection purulente. Le pus entoure les extrémités fracturées de l'os et
s'insinue sous le périoste, tant que celui-ci en est tuméfié,
épaisi, de consistance lardacée et de couleur jaunâtre.
Après avoir scié l'os en long, on en extrait la moelle ; elle

est rouge pâle, tachetée en jaune ; ces taches jaunes sont très apparentes chez les lapins morts après le 9ᵉ et le 6ᵉ jour. Dans la moelle de ces animaux, on observe tous les caractères d'une myélite suppurative. Chez les lapins morts après le 12ᵉ jour et chez celui mort après le 9ᵉ jour, on constate dans les articulations une légère augmentation du liquide synovial. Toutes les glandes du lieu de la fracture sont détruites par le pus, tandis que les glandes inguinales du côté opposé et les glandes axillaires des deux côtés ne sont qu'un peu grossies. A l'ouverture de la cavité abdominale, on trouve les organes congestionnés et les reins des lapins morts après 10 et 12 jours, œdématiés ; leur substance corticale est augmentée de volume et les glomérules de Malpighi sont très apparents. Dans le péritoine, il y a une légère augmentation du liquide péritonéal et les glandes mésentériques et intrapéritonéales sont un peu hypertrophiées. Dans la cavité thoracique, rien à noter, sauf une stase dans les poumons et une réplétion du ventricule droit.

Les préparations microscopiques du pus montrent des microcoques et des bacilles. Dans le sang des lapins morts le 10ᵉ, 12ᵉ et 9ᵉ jour après la fracture, on note l'absence complète de microorganismes, tandis que dans le sang des lapins morts le 6ᵉ et le 18ᵉ jour après la fracture on voit de très rares bacilles, courts, pas très minces, à extrémités arrondies et souvent disposés deux par deux dans l'axe longitudinal. Du pus du lapin mort après 10 jours on isole le *Bacillus pseudo-œdematis maligni* et le *Streptodiplococcus septicus ;* de celui des lapins morts après 12 jours, le *Bacillus pseudo-œdematis maligni* et le *Staph. pyogenes aureus ;* du pus des lapins morts après 9 jours on obtient le *Staph. pyogenes aureus*, le *Staph. pyogenes albus* et le *Bacillus pseudo-œdematis maligni ;* du pus des lapins morts après 6 jours on isole le *Bacillus pseudo-œdematis maligni*, le *Staph. pyogenes aureus* et le *Bacillus radiciformis* et, finalement, du lapin mort après 18 jours, le *Bacillus pseudo-œdematis maligni* seul. Du sang du foie et de la rate de ces huit animaux on n'isole que le *Bacillus pseudo-œdematis maligni*. Avec les cultures pures de ce dernier, isolé de ces lapins et cultivé dans le bouillon, on inocule par la voie sous-cutanée deux cobayes et deux lapins qui meurent de septicémie en 36 heures avec tous les symptômes décrits pour cette affection par Sanfelice.

Les coupes du foie des lapins morts le 10ᵉ et le 12ᵉ jour font voir des stases, des infiltrations de leucocytes autour des conduits biliaires et quelques rares bacilles dans le voisinage des veines centrales du lobule. Dans le foie du lapin mort 6 jours après la fracture et dans ceux des lapins morts après 9 et 18 jours, on observe, outre des symptômes marqués de stase, des infiltrations de leucocytes et l'absence complète de microorganismes. Les leucocytes infiltrés ont tous leur noyau en voie de fragmentation, et quelques-uns montrent une dégénérescence chromatolytique du noyau. Les altérations que l'on rencontre dans la rate de ces animaux sont intéressantes et très semblables. Le premier fait que l'on constate est une dilatation et une injection des vaisseaux, tellement prononcées que le parenchyme de la rate en paraît comprimé et réduit. Les corpuscules de Malpighi sont également fortement comprimés et réduits de volume : chez le lapin mort le 6ᵉ jour et chez ceux morts après 9 jours on constate autour d'eux de petites hémorragies. Chez les lapins morts 9 et 18 jours après la fracture on voit, dans l'intérieur des vaisseaux, au milieu des faisceaux du tissu connectif, comme aussi au milieu des lacunes de la rate, de nombreux éléments très volumineux, rarement nucléés, mais quelquefois aussi avec un ou plusieurs noyaux se colorant légèrement en rouge et ne se colorant que rarement avec plus d'intensité, dont le protoplasme renferme des vacuoles de diverses dimensions et des granulations de grandeur diverse, les unes chromatiques, les autres achromatiques. Les éléments nucléés montrent un noyau très transparent dont la substance chromatique est réunie en un point fortement coloré ; dans d'autres la substance chromatique de ces noyaux est disposée en forme de très fines granulations ; dans d'autres, enfin, cette même substance est divisée en deux parties inégales, mais aussi arrondies ou, finalement, en plusieurs parties asymétriques. Quant au protoplasme de ces éléments, il est, pour la plus grande partie, pourvu de vacuoles et rarement homogène; et tant dans les éléments dont le protoplasme est à vacuoles, que dans ceux à protoplasme homogène, on voit de nombreuses granulations de différentes grandeurs, les unes chromatiques, les autres non chromatiques, granulations qui ont toute l'apparence de gouttes de graisse. Ces éléments sont des éléments en voie de décomposition, analogues aux masses protoplasmiques que l'on rencontre dans la moelle des os, décrites par Sanfelice (1).

On note des stases considérables dans les reins de ces lapins. On observe, en outre, des symptômes inflammatoires et quelques bacilles entre les tubes contournés et les anses de Henle. Chez le lapin mort après 12 jours et chez ceux morts 9 et 18 jours après la fracture, les coupes des reins indiquent une dégénérescence des épithéliums des tubes contournés qui se troublent et paraissent, en quelques endroits, décomposés. Dans quelques coupes, on voit la capsule de l'organe très distendue et çà et là des accumulations de leucocytes, en voie de fragmentation et de chromatolyse. Les glandes mésentériques sont un peu augmentées de volume et montrent çà et là des accumulations de leucocytes avec noyaux en fragmentation et en dégénérescence chromatolytique. Dans les coupes des poumons, on constate des phénomènes de stase marqués. Dans quelques coupes, on voit des symptômes congestifs notables avec dilatation très manifeste du réseau capillaire périalvéolaire. Les coupes du cœur et du cerveau ne révèlent rien d'intéressant. Dans les muscles, on trouve des infiltrations de leucocytes entre les fibres et quelques bacilles.

Les altérations les plus intéressantes que présentent ces lapins ont leur siège dans la moelle, tant dans celle du fémur fracturé que dans celle du fémur sain. Les coupes de la moelle du fémur fracturé du lapin mort après 10 jours montrent, en premier lieu, une nécrose du tissu médullaire dans le voisinage du lieu de la lésion et une nécrobiose étendue résultant de la destruction complète des éléments propres de la moelle. Çà et là, on voit des restes des noyaux des cellules mères ainsi que des taches colorées qui, ainsi que le montre un fort grossissement, sont des accumulations de parasites. Ces taches sont des colonies de bacilles

---

(1) Sanfelice, Genesi de' corpuscoli rossi nel midollo delle ossa de' vertebrati. *Bulletino della Società di Naturalisti in Napoli*, 1889.

du pseudo-œdème malin. En certains points, particulièrement dans le voisinage des groupes de microorganismes, la
fragmentation est telle qu'elle présente l'aspect d'un véritable détritus nucléaire. Un peu plus loin du siège de la
lésion on constate des phénomènes inflammatoires marqués ;

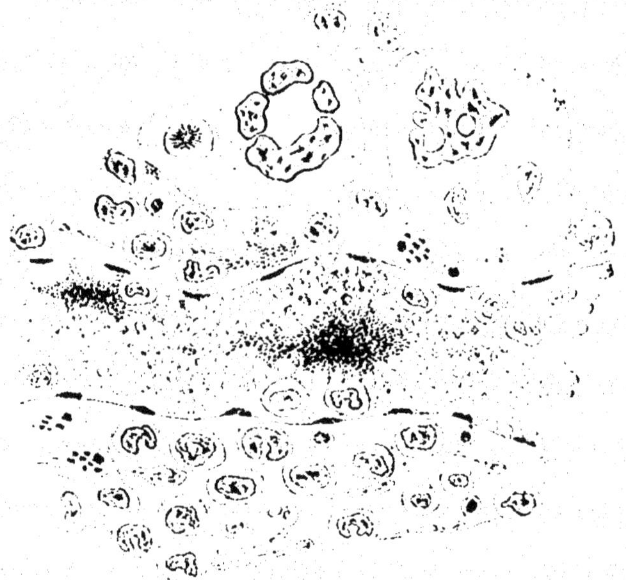

Fig. 9. — Oc. 4. — Obj. à immersion 1/12 de Leitz.
Appareil d'éclairage d'Abbe.

Coupe de la moelle du fémur fracturé d'un lapin mort 10 jours après la fracture, à la suite d'une infection chronique due au *Bacillus pseudo-œdematis
maligni*. Dans cette coupe, on voit une notable augmentation des cellules
mères, des corpuscules rouges comparés aux autres éléments de la moelle,
avec noyaux en fragmentation. On remarque, en outre, deux cellules géantes
provenant de la fusion de corpuscules blancs et en voie d'être détruits par les
cellules mères des corpuscules rouges.

Les bacilles du pseudo-œdème se voient disposés en groupes de grandeurs
diverses dans les espaces veineux et entre les fibres du tissu conjonctif.

cependant le tissu n'a plus là un aspect nécrosé, et au
milieu des zones où prédomine l'infiltration, on reconnaît
de nombreux microgermes. Dans ces coupes, on observe
une notable augmentation des cellules mères, en comparaison des autres éléments de la moelle. Dans les veines, il

y a de nombreux leucocytes, et dans l'épaisseur des parois
artérielles on voit des noyaux en voie de fragmentation, très
fortement colorés, et qui appartiennent pour la plupart aux
cellules mères des corpuscules rouges jeunes, nucléés. Dans
l'intérieur des artères, dans le voisinage de la fracture, on
rencontre une grande quantité d'éléments fortement colorés
qui obturent entièrement la lumière des vaisseaux. Au
milieu des éléments fragmentés on voit les cellules géantes
en train d'être envahies par les éléments propres de la
moelle. Dans les coupes de la moelle du fémur sain, il y
a fragmentation des noyaux des éléments propres de la
moelle, augmentation notable des cellules mères, dont plusieurs ont un noyau en caryomitose et des cellules géantes
à noyau faiblement coloré, contenant dans leur intérieur de
nombreuses cellules mères, c'est-à-dire des cellules géantes
en voie de destruction.

Chez les deux lapins morts 12 jours après la fracture, les
coupes de la moelle du membre lésé font reconnaître en
premier lieu une destruction complète des éléments propres
de la moelle et un détritus nucléaire considérable au lieu
de la lésion. On constate la fragmentation et la chromatolyse des noyaux des cellules mères, de ceux des éléments
de passage et de ceux des corpuscules rouges, jeunes,
nucléés. Ces éléments en voie de fragmentation ne se
trouvent pas seulement entre les faisceaux du tissu connectif, mais aussi dans les veines et les artères de la moelle
et sont souvent compris entre la tunique moyenne et la
tunique interne des artères. De nombreux microorganismes
se voient épars entre les mailles du tissu connectif et dans
l'intérieur des vaisseaux. Dans ces coupes les microorganismes sont disposés entre les espaces veineux en chaînes
enchevêtrées. On note dans ces coupes une augmentation
vraiment considérable des cellules mères qui est aussi très
manifeste dans les coupes de la moelle du fémur sain. Le
fait que dans les infections, tant aiguës que chroniques, du
tissu médullaire il y a constamment une augmentation des leucocytes de la moelle, a déjà été observé par Sanfelice (1).

____

(1) SANFELICE, *Contributo alla fisiopatologia del midollo delle ossa. Bullettino
della Società di Naturalisti in Napoli*, 1890.

Cet observateur a vu que chez dix lapins sains la moyenne des corpuscules blancs de la moelle était de 11.200 tandis que chez ceux morts du charbon elle était de 24.000, et que

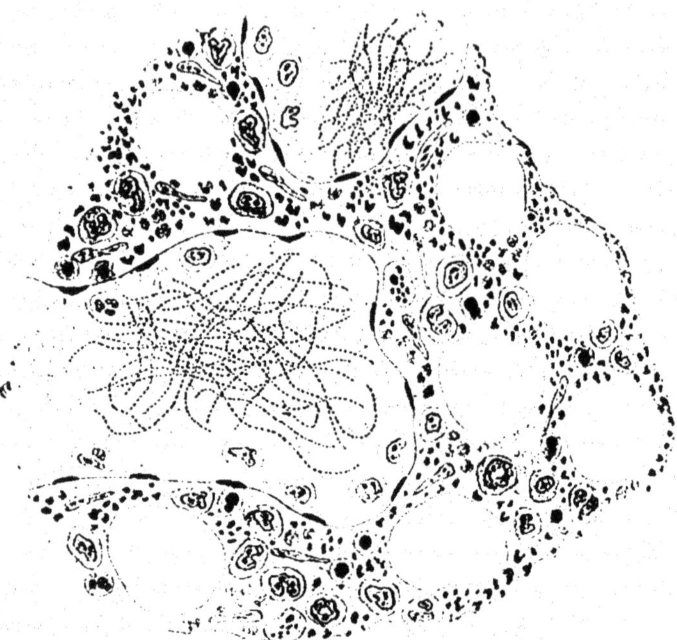

Fig. 10. — Oc. 4. — Obj. à immersion 1/12 de Leitz.
Appareil d'éclairage d'Abbe.

Coupe de la moelle du fémur fracturé d'un lapin mort 12 jours après la fracture compliquée du fémur à la suite d'infection chronique due au *Bacillus pseudo-œdematis maligni*. La figure représente une coupe faite près du lieu de la fracture. Il y a nécrose du tissu et nécrobiose des éléments cellulaires. Les cellules mères des corpuscules rouges prédominent ici aussi sur les autres éléments propres de la moelle ; leurs noyaux sont en fragmentation, de même que les noyaux des éléments de passage des corpuscules rouges, jeunes, nucléées. Dans cette coupe, on voit que les bacilles du pseudo-œdème malin, contenus dans les espaces veineux, ont assumé leur disposition caractéristique en chaînes enchevêtrées, et que chaque chaîne est constituée par de petits groupes de bacilles disposés deux par deux dans l'axe de la longueur.

dans un même nombre de cobayes sains la moyenne normale était de 7.000, tandis que chez dix cobayes morts du charbon elle arrivait à 22.000. Il a, de plus, constaté que chez les animaux tuberculeux ce phénomène est tellement mani-

feste que l'on pourrait conclure à une diminution des fonctions hémopoétiques de la moelle. En ce qui concerne mes
expériences, je dois dire que j'ai constamment eu l'occasion
d'observer une augmentation considérable des leucocytes
chez les lapins morts tant d'infections chroniques que d'infections aiguës à la suite d'une fracture compliquée du
fémur, et que j'ai constaté la plus grande augmentation
des corpuscules blancs chez les lapins qui avaient succombé à des processus chroniques, ceci conformément aux
observations de Sanfelice. La leucocytose a été constatée
par plusieurs expérimentateurs dans les cas d'infections
chroniques et aiguës, et de nombreux mémoires traitent à
fond cette question, en sorte que je puis me passer d'en
parler plus longuement ici.

Nous arrivons maintenant à la moelle des lapins morts
6 et 9 jours après la fracture. Les coupes de la moelle
de ces lapins, vues à un faible grossissement, font recon-
naitre un processus inflammatoire intense. On observe, en
effet, dans ces coupes : des taches inflammatoires assez
nombreuses et d'intensités variées, les unes constituées, dans
leur partie centrale, par une légère accumulation de leucocytes, tandis que les autres présentent, au milieu d'une
zone inflammatoire étendue périphérique, de petites zones
de nécrose centrale colliquative. Les vaisseaux de la moelle,
de même que les espaces veineux, sont dilatés et tout à fait
remplis de sang. En observant à un fort grossissement,
spécialement dans le voisinage du lieu de la fracture, on
voit que ces zones inflammatoires se rapprochent toutes
d'une vraie nécrose par coagulation. Les corpuscules blancs
sont en notable augmentation en comparaison des autres
éléments de la moelle, et leurs noyaux, comme aussi ceux
des éléments de passage et des corpuscules rouges, jeunes,
nucléés, sont fragmentés ; quelques-uns de ces noyaux sont
aussi en voie de dégénérescence chromatolytique. Dans la
moelle des lapins morts après 4 jours, on observe des hémorragies étendues au milieu des faisceaux du tissu connectif
et, çà et là, des zones entières de corpuscules rouges détruits
et entourés d'amas de fibrine. Dans l'intérieur des vaisseaux,
comme aussi dans le centre des foyers inflammatoires plus
étendus et entre les faisceaux connectifs, on trouve des accu-

mulations de bacilles du pseudo-œdème malin disposés d'une manière typique. Les coupes de la moelle du fémur sain de ces lapins révèlent une augmentation considérable des leucocytes avec noyaux en caryolyse. Dans ces coupes, les bacilles ne sont pas aussi abondants que dans celles du fémur lésé. Ici aussi on rencontre de nombreuses cellules géantes à noyau faiblement coloré, dont quelques-unes seulement ont un noyau fortement coloré, et qui renferment dans leur protoplasme cellulaire de nombreux leucocytes, quelques-uns avec noyaux en fragmentation, les autres avec noyaux en caryokinèse.

Des phénomènes inflammatoires plus graves encore se voient dans la moelle des lapins morts après le 18e jour. Ici, on note dans le voisinage du siège de la fracture des nécroses du tissu et des nécrobioses des éléments tellement avancées que rien ne reste de la structure normale de la moelle qu'une masse amorphe constituée par des lambeaux de tissu nécrosé et des détritus de noyaux. A mesure que l'on s'élève des parties nécrosées vers les parties plus saines, on rencontre une grande quantité de leucocytes avec noyaux en fragmentation et en chromatolyse. La fragmentation est également très notable dans les noyaux des éléments de passage et dans ceux des corpuscules rouges, jeunes, nucléés. Quant aux points encore plus éloignés de la fracture, on n'y trouve pas de phénomènes inflammatoires aussi intenses qu'aux endroits précités, mais on y rencontre de petits nids qu'un fort grossissement fait reconnaître pour de petits abcès.

L'étude attentive des coupes de ces moelles est très instructive, en ce qu'elle nous fait voir toutes les phases par lesquelles peut passer un processus de myélite suppurative depuis son début jusqu'à la formation de l'abcès, c'est-à-dire jusqu'à la formation du pus et la fluidification purulente de tout le tissu. En effet, lorsqu'on observe à un faible grossissement les coupes colorées au carmin ou à l'hématoxyline de Sanfelice, nous voyons au milieu du tissu enflammé des taches colorées de grandeurs diverses, les unes avec des éléments distincts, les autres fortement colorées, et dont les éléments sont détruits. A un très fort grossissement, on voit que les taches constituées par des éléments bien distincts ne sont pas autre chose que des leucocytes immigrés qui se sont réunis dans ce point pour y former un abcès ; les taches fortement colorées, au contraire, sont des accumulations de leucocytes qui, après s'être transformés en corpuscules de pus, apparaissent comme des éléments en voie de fluidification purulente. Des leucocytes primitifs on ne trouve plus de trace ; les éléments ne possèdent plus de corps cellulaire et ceux que l'on voit ne sont plus que des fragments et un détritus très fin dû à la fusion et à la fragmentation de la substance chromatique des noyaux qui, bien qu'altérée, n'a pas perdu la propriété de se colorer par l'hématoxyline ou le carmin.

Entre ces deux stades, le stade *initial* et le stade *final*, on en voit d'*intermédiaires*. On remarque, en effet, quelques points dans lesquels les leucocytes qui se sont réunis montrent que leur noyau commence à subir les phases de la cariolyse ; en d'autres endroits, on observe que le noyau a pris diverses formes, en C, en 8, en anneau, en rognons, en clef, en T, en granulations de diverses grandeurs, etc. ; en d'autres points, on voit que le protoplasme de ces cellules commence à ne plus prendre les couleurs et à disparaître tout à fait ; en d'autres points, on voit que le protoplasme a disparu et que les noyaux se sont fragmentés ; dans d'autres, enfin, on note que rien n'est resté de la cellule primitive qu'un amas informe de substance chromatique représentant la fluidification purulente du tissu.

Les parties de la moelle, recueillies ailleurs que dans ces abcès, sont aussi très instructives. On y voit les veines et les artères dilatées et, au milieu des faisceaux du tissu connectif, beaucoup de cellules-mères, dont les noyaux sont en fragmentation et en cariolyse et qui prédominent sur les autres éléments propres de la moelle. Les artères sont bourrées d'éléments en voie de destruction. En quelques endroits, on observe très nettement, autour de ces bouchons, la prolifération des cellules de la tunique interne. On y voit aussi les noyaux de l'endothélium de la tunique interne en fragmentation et en chromatolyse, et on croirait voir les figures dessinées il y a une vingtaine d'années par mon maître, le professeur Durante (1) dans son mémoire sur l'inflammation des parois des vaisseaux et sur la formation du *thrombus*.

Durante est le premier qui se soit élevé contre les affirmations de Virchow, qui soutenait que la tunique interne était incapable de s'enflammer. Au moyen d'une série d'expériences pratiquées sur des lapins, il réussit, en effet, à démontrer comme quoi cette séreuse se comporte absolument comme toutes les autres. Aux travaux de Durante en succédèrent beaucoup d'autres, spécialement à l'étranger; cependant aucun, sauf Striecker (2) ne s'est donné la peine de les citer en tant qu'ils les confirmaient. Pour montrer combien complètes étaient les recherches de Durante, je citerai en entier le morceau dans lequel il parle de l'inflammation de l'endothélium de la tunique interne.

« Ces six expériences que je viens de décrire, sont les plus typiques que j'aie pu obtenir, et elles me paraissent suffire pour montrer que la tunique interne n'est pas une membrane insensible aux excitations, ainsi qu'on le croyait, et, par cela, destinée à mourir dans les processus inflammatoires; je trouve aussi, spécialement dans l'endothélium, des éléments cellulaires très aptes à réagir et capables, non seulement de se reproduire, mais aussi de se transformer.

« A mesure que la tunique interne avance dans le processus inflammatoire, la substance intercellulaire augmente dans toute la circonférence de la cellule endothéliale qui perd de plus en plus sa forme polygonale et devient ovale ou ronde; le protoplasme devient plus riche en granulations de diverses grandeurs ; le noyau assume diverses formes, mais qui ne se rapportent pas toujours à sa scission, qui, d'habitude, se fait par 2 ou 3, quand il a pris la forme d'une S. Cette formation de noyaux peut se continuer chez les noyaux ayant déjà proliféré, de façon à ce

(1) Durante, Versuche über die Beziehung zwischen der Intima und dem Blute in abgeschlossenen Venensäcken. *Med. Jahrbücher*, 1871.

Id., Recherches expérimentales sur l'organisation du caillot dans les vaisseaux. *Archives de physiologie normale et pathol.*, 1872.

Id., Studi sperimentali sulla infiammazione delle pareti vasali e rapporti fra l'infiammazione dell'intima et la coagulazione del sangue, 1876.

(2) Striecker, Trattato di patologia generale. Napoli.

qu'il arrive de rencontrer dans une cellule deux, quatre, six et jusqu'à huit noyaux ; dans ce cas, on peut tenir pour certain que la cellule est en train de se détruire et de se transformer en corpuscules de pus.

« Dans celles qui contiennent de deux à quatre noyaux on constate, lorsqu'on étudie les gradations dans les différentes cellules, que chaque noyau s'entoure peu à peu d'une partie du protoplasme. A mesure que ces cellules nouvellement formées se délimitent, elles font disparaître les contours de la cellule-mère (formation de cellule endogène).

« Il peut aussi arriver, comme dans l'expérience 5, que les noyaux se dirigent, après leur scission, vers la périphérie du protoplasme cellulaire, et qu'ils y forment, soit par leur activité propre, soit en raison des propriétés contractiles du protoplasme même, de petites protubérances en forme de bourgeons, dans lesquelles pénètre le noyau que le bourgeon enferme à mesure qu'il se développe, et où finalement on voit, appuyées à la substance intercellulaire ou dans son intérieur, une quantité de ces cellules avec un noyau relativement très gros (*formation de cellule* par bourgeonnement). »

Parmi ces formations cellulaires, on rencontre assez souvent des cellules à deux noyaux avec protoplasme en train de se diviser en deux, chaque partie possédant un noyau (formation de cellule par scission).

Dans la moelle du fémur sain, il y a augmentation du nombre des leucocytes sur les autres éléments de la moelle, et la plupart d'entre eux ont un noyau en cariolyse. Dans cette moelle, comme aussi dans celle de la moelle lésée, il y a de très nombreuses cellules géantes en voie de dissolution.

X

Abcès métastatiques dans le poumon

J'ai pu constater un cas de pyohémie chez un lapin, mort 26 jours après la fracture compliquée du fémur qu'il avait subie.

Ce lapin est très maigre, il pèse 1,500 grammes, tandis qu'avant la fracture il en pesait 2,150. A l'ouverture de la boîte crânienne on note de l'anémie des méninges. Le cerveau semble normal et, sectionné, ne laisse voir aucune altération macroscopique sauf une profonde anémie. Une section de la peau fait voir la réplétion des veines cutanées. L'animal est dans un état de conservation très satisfaisant. A l'endroit de la fracture, un abcès de la grosseur d'une noisette, à parois épaisses, sans communication avec l'extrémité du fémur fracturé. Les extrémités du fémur fracturé ne sont pas soudées et communiquent avec un abcès serpigineux qui s'insinue entre les muscles de la cuisse. Le périoste s'est épaissi et décollé de l'os ; la surface de ce dernier est recouverte d'excroissances osseuses. Les extrémités du fémur fracturé sont nécrosées, et, après avoir scié l'os longitudinalement, on trouve une moelle gris sale très résistante au couteau. La moelle du fémur non fracturé est rouge vif, et a tout à fait l'aspect d'un tissu sain. Les articulations tibio-fémorales et de la cuisse et les glandes inguinales et axillaires des deux côtés sont intactes.

A l'ouverture de la cavité péritonéale, tant la séreuse pariétale que la séreuse viscérale sont normales. La quantité du liquide péritonéal n'a pas augmenté. Le foie n'a rien qui, macroscopiquement, puisse paraître pathologique, sauf quelques phénomènes de stase. La rate a son aspect normal. Les reins paraissent augmentés de volume et, en les sectionnant, on constate une augmentation de la substance corticale ; ils présentent tous les caractères des reins atteints de stase. Dans la cavité thoracique, rien qui attire l'attention par rapport à la plèvre et au péricarde. En sectionnant les poumons, on trouve des corpuscules dont la surface de section est blanche ; ces corpuscules de grandeurs diverses, de la grandeur d'un grain de mil à celle d'un noyau de cerise, sont enfoncés dans le tissu pulmonaire et ont toute l'apparence d'abcès métastatiques. A l'ouverture du cœur, on trouve dans le ventricule droit un thrombus très adhérent à l'endocarde. Le myocarde comme l'endocarde sont de couleur normale, cependant les parois de l'organe sont très flasques. Le tronc aortique est vide. Le résultat de l'autopsie peut donc être formulé comme suit : *fracture compliquée du fémur suivie de périostite et ostéomyélite purulente du fémur fracturé et ostéite ossifiante commençante ; nécrose des extrémités de la fracture ; foie et rein atteints de stase ; thrombose du cœur droit et abcès métastatiques des poumons.*

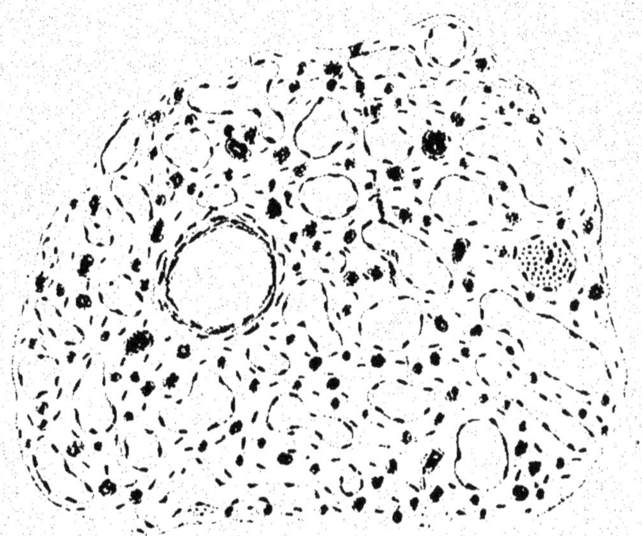

Fig. 11. — Oc. 2. — Obj. 6 de Koristka.

Coupe de la moelle du fémur fracturé d'un lapin mort de pyohémie due au *bacillus pseudœdematis maligni*, 26 jours après la fracture compliquée du fémur. On voit dans cette moelle un tissu de nouvelle formation occupé, en majeure partie, par un système sanguin lacunaire délimité par un stratum endothélial bien distinct. Le tissu nouvellement formé est constitué par des faisceaux de tissu connectif jeune, limitant de nombreuses lacunes pleines de sang ; entre ces faisceaux, on voit des cellules-mères et des éléments de passage avec noyaux en fragmentation et en cariokinèse, indiquant que cette moelle était sur le point de reprendre ses fonctions. Cette coupe représente un processus de myélite organisante survenu dans la moelle.

Dans le pus recueilli à l'endroit de la fracture et dans celui des abcès métastatiques, bacilles pas très gros à extrémités arrondies ; rien dans le sang des organes. Les plaques du pus de l'endroit de la fracture et des abcès du poumon, donnent une seule espèce de microparasites, le *bacillus pseudo-œdematis maligni.* Sur les plaques faites avec le sang des organes, rien ne croît.

Le tissu hépatique est normal et ne révèle aucun phénomène de phlogose. Les veines de gros calibre sont très dilatées et pleines de sang. Cet organe présente, en somme, tous les caractères d'une vraie stase. Pas de microparasites dans les capillaires, ni dans le tissu connectif interacinique. La rate est normale. A un fort grossissement, on ne voit point de microorganismes et on observe une grande quantité de cellules-mères, dont plusieurs ont des noyaux en cariokinèse. Dans cette rate, on voit de nombreux éléments en fragmentation et en chromatolyse. Les glandes inguinales sont très dilatées, et, au microscope, on ne voit rien d'autre qu'un détritus de cellules et des noyaux en fragmentation. De la glande, il ne reste que la couche corticale hypertrophiée, le parenchyme étant détruit par la suppuration. Dans les reins, les vaisseaux sont très congestionnés, surtout les petites veines sous-capsulaires et çà et là, entre les tubes contournés et les tubes droits, on observe des hémorrhagies. On voit des glomérules entièrement entourés d'hémorrhagies. L'épithelium rénal est en majeure partie intact, cependant, en quelques endroits des tubes contournés, il est trouble et montre quelques légers phénomènes d'exfoliation.

Les reins sont aussi atteints de stase avec néphrite parenchymateuse commençante. Aucune trace de microorganismes.

Dans les poumons, on observe une forte hyperhémie des vaisseaux et, en quelques endroits, on constate des infarctus qu'un examen attentif montre être constitués par des leucocytes fragmentés et des corpuscules de pus. Ces métastases sont situées dans les ramifications des veines pulmonaires. Le myocarde et l'endocarde sont sains.

Les coupes de la moelle du fémur fracturé, examinées à un faible grossissement, font voir un tissu de nouvelle formation et occupé, en majeure partie, par un système sanguin lacunaire délimité par un stratum endothélial bien distinct. Si l'on étudie ce tissu à un très fort grossissement, on voit qu'il est constitué par des faisceaux de tissu connectif jeune. Le tissu connectif limite de nombreuses *lacunes* pleines de sang, et, entre ses faisceaux, on voit des cellules-mères et des éléments de passage avec noyaux en fragmentation. On voit aussi des cellules géantes et des corpuscules rouges, jeunes, nucléés, très rares, ces derniers avec noyaux en fragmentation. En outre, dans le voisinage de l'endroit de la fracture, au milieu des faisceaux de tissu connectif, on observe un vrai détritus de noyaux. Les coupes de cette même moelle pratiquées un peu au-dessus de la fracture font voir les mêmes phénomènes. On ne rencontre pas de microorganismes et il y a absence constante de phénomènes inflammatoires. Ce tissu nous fait penser à une myélite avancée, finissant par l'organisation des leucocytes immigrés dans les faisceaux de tissu connectif. Ce que l'on voit n'est pas autre chose qu'un processus de *myélite organisante.*

Les lacunes pleines de sang sont les plexus veineux de la moelle fortement télangiectasiques. Les rares cellules-mères en fragmentation et en cariokinèse qui se trouvent au milieu des faisceaux de tissu connectif jeune indiqueraient que cette moelle était sur le point de reprendre ses fonctions. Au milieu de ces éléments on en trouve d'autres appartenant à la vieille moelle qui sont morts et restés emprisonnés au milieu des néoformations de tissu connectif. Les abcès métastatiques observés tirent, selon moi, leur origine des processus suppuratifs rencontrés autour du fémur lésé. Quand la suppuration s'est formée, les veines proches de la surface suppurante ont été atteintes de phlébite, laquelle a déterminé la formation du thrombus ; en pénétrant dans ce dernier, les microorganismes ont provoqué son ramollissement et par cela sa fragmentation. Après celle-ci les fragments riches en microorganismes ont pénétré par les veines voisines dans le courant veineux, et, arrivant par la veine cave dans le cœur droit et par l'artère pulmonaire dans les poumons, ils se sont fixés dans les capillaires de cet organe et ont ainsi provoqué les métastases observées. La moelle du fémur sain est une moelle en pleine fonction. On y voit de nombreux corpuscules rouges, jeunes, nucléés, et de nombreux éléments de différenciation dont plusieurs ont des noyaux en cariomitose. On voit aussi beaucoup d'éléments avec noyaux en fragmentation et en chromatolyse, et on constate une prédominance des éléments rouges, jeunes, nucléés, et des éléments de passage sur les cellules-mères des corpuscules rouges. Absence complète de microorganismes.

XI

*Thrombose de la veine cave à son point d'arrivée
dans le cœur droit*

J'ai pu observer une thrombose de la veine cave consécutive à une fracture compliquée du fémur chez deux lapins, dont l'un succomba 29 jours et l'autre 39 jours après la fracture.

Les animaux ont beaucoup maigri; l'un pèse 1,350 gr., le second 1,800, tandis qu'avant la fracture ils pesaient 2,600 et 3.000 grammes. À l'ouverture de la boîte crânienne, on constate l'anémie des méninges. Dans le cerveau, l'examen macroscopique ne révèle rien de notable. Dans la région du fémur fracturé, il existe un abcès embrassant les deux moignons. Le périoste est très épaissi et a une consistance fibreuse. L'os est raboteux au toucher et, scié longitudinalement, montre la diaphyse épaissie. Chez le lapin mort après 29 jours, il y a dans la région fessière une ulcération qui a tout à fait l'aspect d'une plaie de décubitus. Dans la cavité abdominale, rien qui, à première vue, réclame l'attention. Chez le lapin mort après 39 jours, on voit une suppuration étendue des glandes intrapéritonéales, suppuration due à la propagation du processus des glandes extrapéritonéales. Stases dans le foie et dans la rate. Dans les reins, augmentation de la substance corticale ; les glomérules sont apparents. Dans la veine cave du lapin mort après 29 jours, il y a, au point d'entrée dans le cœur, un coagulum blanchâtre très résistant et assez adhérent à la paroi, et ayant tous les caractères d'un thrombus. Chez le lapin mort après 39 jours, on trouve, au même endroit aussi, un coagulum avec toutes les apparences d'un thrombus et beaucoup plus volumineux que le premier. Le cœur gauche de ces deux lapins est vide de sang. Le cœur de ces animaux paraît dilaté, et la musculature est assez flasque ; macroscopiquement il n'y a rien qui puisse faire croire à une endocardite ulcéreuse ; les poumons sont très anémiés.

Le résultat de l'examen anatomique peut donc être décrit ainsi : *périostite et ostéomyélite suppurante du fémur fracturé et nécrose des moignons ; épaississement de la diaphyse fémorale fracturée par ostéite condensante ; organes atteints de stase ; thrombose de la veine cave à son point d'entrée dans le cœur droit ; et chez le lapin mort après 39 jours, en outre, lymphadénite des glandes intrapéritonéales consécutive à une lymphadénite et lymphoangioïte des glandes et vaisseaux extrapéritonéaux.*

Dans le pus de ces deux lapins on observe des microcoques et des bacilles. Rien dans le sang des organes et dans celui des thrombus. Des plaques faites avec le pus du lapin mort après 29 jours, on isole le *Bac. pseudo-œdematis maligni* et le *Staph. pyogenes aureus ;* de celles faites avec le pus du lapin mort après 39 jours, le *Bac. pseudo-œdematis maligni,* le *Staph. pyogenes aureus* et le *Strepto-diplococcus septicus.* De très rares colonies crues sur les plaques faites avec des fragments de la rate des deux lapins, on isole seulement le *Bac. pseudo-œdematis maligni.*

Dans la glande hépatique, on note de l'hyperhémie causée par des stases. La rate de ces animaux paraît normale, et çà et là, spécialement dans les espaces veineux, on voit les cellules géantes en voie de destruction. On ne voit pas de microorganismes. Chez le lapin mort après 29 jours, la rate est dans une période de fonctionnement exagéré ; on voit une quantité modérée de cellules-mères, mais les éléments de passage et les corpuscules rouges, jeunes, nucléés, avec noyaux en fragmentation et en cariomitose, prédominent. Les reins offrent de notables altérations. Chez le lapin mort après 29 jours, nous trouvons l'épithélium des tubes contournés et droits en proie à une tuméfaction accompagnée de trouble, avec noyaux très pâles. De plus, on note de l'hyperhémie par suite de stases dans tous les vaisseaux rénaux. Dans les reins du lapin mort après 39 jours, il y a en quelques points une nécrose de l'épithélium des canalicules contournés et des anses de Henle ; de plus, l'épithélium est très tuméfié et le noyau, aplati et comprimé, est projeté vers le bord de la cellule. Çà et là les canalicules sont dilatés et comme remplis d'une substance hyaline très transparente. Dans le voisinage de quelques glomérules de Malpighi on note entre les canalicules, des nécroses de parties de l'épithélium rénal. En outre, il y a de nombreuses hémorrhagies tant autour des canalicules contournés que des tubes droits. Tous les vaisseaux, particulièrement ceux des *venulae stellatae* sous-capsulaires, sont hyperhémiés. Pas trace de microorganismes. Les coupes du poumon ne révèlent rien d'anormal, sauf de l'hyperhémie causée par des stases ; il en est de même des coupes du cerveau, sauf une légère hyperhémie et des traces d'infiltration dans le pont de Varolio. Les coupes des vaisseaux lymphatiques péritonéaux de la fosse iliaque accusent de la dilatation, un épaississement des parois et une grande quantité de pus à l'intérieur.

Dans la moelle du fémur fracturé de ces deux lapins, on constate des phénomènes de nécrose du tissu et une nécrobiose des éléments situés près de l'endroit de la fracture ; un peu plus loin de ce dernier, on rencontre de nombreuses zones hyperhémiées et très nombreux noyaux en fragmentation et en chromatolyse de tous les éléments propres de la moelle. On trouve aussi de très nombreuses cellules géantes dues à la fusion des cellules-mères des corpuscules rouges, contenant dans leur corps cellulaire beaucoup de leucocytes entourés d'une aréole claire à noyaux en fragmentation ou en cariomitose. Dans ces coupes, on voit quelques rares bacilles du pseudo-œdème placés entre les faisceaux du tissu connectif et les éléments propres de la moelle. Rien d'intéressant dans les coupes de la moelle du fémur non fracturé ou du tibia si l'on en excepte de très nombreux noyaux en fragmentation tant des cellules-mères que des éléments de passage et des corpuscules rouges, jeunes, nucléés. Les cellules-mères prédominent sur les autres éléments de la moelle.

XII

Péritonite fibrino-purulente causée par le Bacterium coli commune

Chez deux lapins ayant succombé l'un 7 jours, l'autre 11 jours après la fracture, j'ai pu observer une péritonite fibrino-purulente.

Les animaux sont très amaigris. La blessure de l'un d'eux s'est notablement refermée en laissant un trajet fistuleux par lequel coule un pus clair assez fétide. Après avoir sectionné la peau, on trouve chez le lapin mort après 12 jours une suppuration de presque toute la région thoracique et abdominale ; tout le paquet des glandes inguinales du côté du fémur fracturé est détruit par le pus. Les bouts du fémur fracturés nagent, chez ces deux animaux, dans le pus et, sciés longitudinalement, ils montrent une moelle d'aspect nécrosé. Le périoste semble épaissi. A l'ouverture de la boîte crânienne on constate une congestion des vaisseaux de la dure-mère. La substance cérébrale ne montre aucune altération microscopique.

A l'ouverture de la cavité abdominale, la première chose qui réclame l'attention est une collection d'exsudat siéro-purulent avec de nombreux flocons fibrineux. On voit, attachés au péritoine viscéral, de gros coagulums de fibrine. Le péritoine pariétal paraît lisse. Le foie est un peu tuméfié ; la rate est légèrement agrandie, et les coupes des reins montrent que la substance corticale est un peu augmentée et que les glomérules de Malpighi sont devenus visibles à l'œil nu. Extérieurement, l'intestin n'offre pas d'altérations, sauf un peu de congestion des vaisseaux de la séreuse. Les vaisseaux du mésentère sont congestionnés et les glandes mésentériques hypertrophiées. Le contenu de l'intestin est diarrhéique, sa muqueuse est hyperhémiée et les plaques de Peyer sont engorgées et tuméfiées. Les glandes lymphatiques inguinales intrapéritonéales sont tuméfiées, et, incisées, donnent issue à du pus ; dans la cavité thoracique, pas d'épanchement. Les coupes du poumon ont une apparence normale. A l'ouverture du cœur, on trouve le myocarde flasque et les valvules portent des traces d'ulcération. L'aorte est entièrement exsangue. Le diagnostic fourni par l'autopsie est le suivant : *périostite*

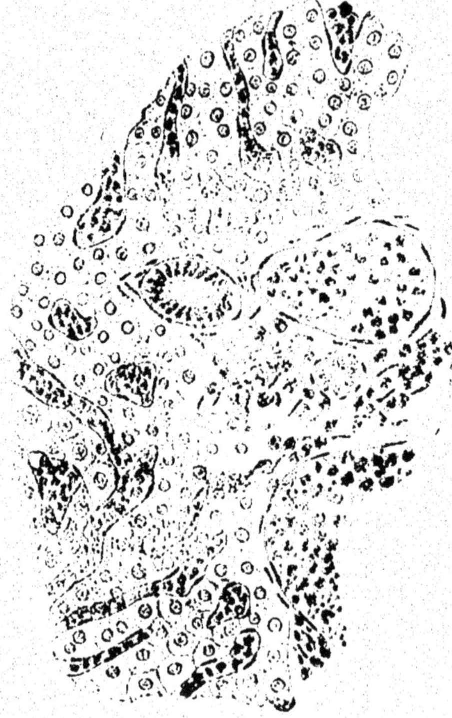

Fig. 12. — Oc. 2. — Obj. 8. Koristka.

Foie d'un lapin mort de fracture compliquée du fémur suivie d'infection chronique due au *bacterium coli commune*. Dans cette coupe, on voit les vaisseaux fortement dilatés et pleins de sang, et les leucocytes qui se sont rassemblés autour des vaisseaux centraux des acini indiquent un commencement de phlogose.

et ostéomyélite purulente, nécrose de la moelle et des extrémités du fémur fracturé (chez le lapin mort après 11 jours, suppuration très étendue au lieu de la fracture et du tissu connectif sous-cutané); péritonite fibrino-purulente avec abondants coagulums de fibrine adhérents au péritoine viscéral ; entérite avec traces d'ulcération des plaques de Peyer ; lymphoadénite et lymphoangioïte des vaisseaux et des glandes lymphatiques extrapéritonéales et intrapéritonéales ; hypertrophie des glandes mésentériques ; tuméfaction de la rate ; reins et foie atteints de stase ; endocardite ulcéreuse des valvules du cœur gauche.

L'examen du pus et de l'exsudat péritonéal de ces lapins révèle la présence de micrococques et de bacilles. Rien dans le sang de la rate et des autres organes. Les plaques de gélatine et les tubes d'agar fondu, ensemencés avec le pus donnent, chez le lapin mort après 7 jours, le *Staph. pyog. aureus*, et, chez le lapin mort après 11 jours, le *Staph. pyogenes aureus* et le *Bac. radiciformis*. Le *Bact. coli commune* est isolé des plaques faites avec l'exsudat péritonéal et avec des fragments du foie, de la rate et des reins.

Le foie de ces deux lapins accuse une dilatation très notable des vaisseaux. Les capillaires intralobulaires sont aussi dilatés et pleins de leucocytes avec noyaux en fragmentation. Le tissu connectif interacinique paraît augmenté et, çà et là, on voit quelques zones inflammatoires. En résumé, les coupes du foie offrent tous les caractères d'une hépatite interstitielle commençante. Dans la rate, rien de notable, sauf de l'hyperhémie. Les glandes lymphatiques rétropéritonéales sont agrandies par suite de l'augmentation du tissu adénoïde, les coupes des glandes, observées à un fort grossissement, laissent voir de nombreuses cellules-mères avec noyaux en fragmentation et en chromatolyse, quelques-unes aussi avec noyaux en cariokinèse.

Dans les reins, on voit des signes évidents de néphrite parenchymateuse à son début. L'épithélium des tubes contournés est desquammé, les cellules sont très tuméfiées, leur protoplasme est trouble et le noyau très pâle et repoussé vers la périphérie de la cellule. En quelques points des coupes, les canalicules contournés et les anses de Henle montrent une lumière dilatée avec épithélium nécrosé. Les glomérules de Malpighi sont très tuméfiés et fortement hyperhémiés.

Les coupes de l'intestin grêle sont aussi assez instructives. En observant les coupes à un fort grossissement, en procédant de l'intérieur à l'extérieur, on trouve l'épithélium

qui tapisse la muqueuse intestinale complètement exfolié ;
en quelques points il est détaché des villosités comme le
doigt d'un gant, et l'espace compris entre l'épithélium
détaché et les villosités est occupé par une substance fortement réfringente qui a tous les caractères de l'œdème.
Dans le stroma des villosités, on observe encore une
infiltration considérable de leucocytes à noyaux fragmentés, ainsi qu'une forte distension des vaisseaux centraux du
villus. Dans la sous-muqueuse également, on constate
des phénomènes d'inflammation et d'hyperhémie, tandis
que dans la musculeuse et dans la séreuse, il n'y a pas
trace d'altérations. Les plaques de Peyer sont très augmentées de volume et sont fortement infiltrées. Nous avons
donc une vraie entérite desquammative causée par un *Bacterium coli commune*, ayant probablement, ainsi que je le
montrerai plus tard, récupéré sa virulence par l'action des
toxines sécrétées par les microorganismes ayant pullulé à
l'endroit de la fracture compliquée. Les coupes du cœur,
des poumons et du cerveau ne révèlent rien d'intéressant.

Des phénomènes inflammatoires très importants sont
révélés par les coupes des muscles de la paroi abdominale
du lapin mort 11 jours après la fracture compliquée, dans
laquelle on note une infiltration de leucocytes très considérable. Les leucocytes ont pour la plupart leur noyau
en fragmentation et en chromatolyse et sont entassés entre
les fibres. En bougeant la préparation, on voit quelques
points dans lesquels, par suite de la forte infiltration leucocytaire, le sarcolemme de la fibre musculaire est détruit
avec destruction commençante de la fibre même. Des phénomènes inflammatoires encore plus graves se révèlent à
un fort grossissement ; on voit alors en quelques points de la
coupe, au lieu des fibres, rien qu'un détritus de noyaux de
diverses dimensions et très fortement colorés ; çà et là des
fibres entières qui ne prennent pas la couleur et qui ont
tout à fait l'apparence d'être nécrosées. D'autres fibres
paraissent gonflées et homogènes dans toute leur longueur,
comme si elles étaient en proie à une dégénérescence
cireuse. Il y a, en somme, une myosite interstitielle intense
avec nécrose et dégénérescence cireuse des fibres musculaires.

Dans les coupes de la moelle du fémur fracturé des deux
lapins, les premiers faits qui frappent sont une phlogose
intense de tout le tissu et l'augmentation considérable des
cellules-mères comparées aux autres éléments de la moelle

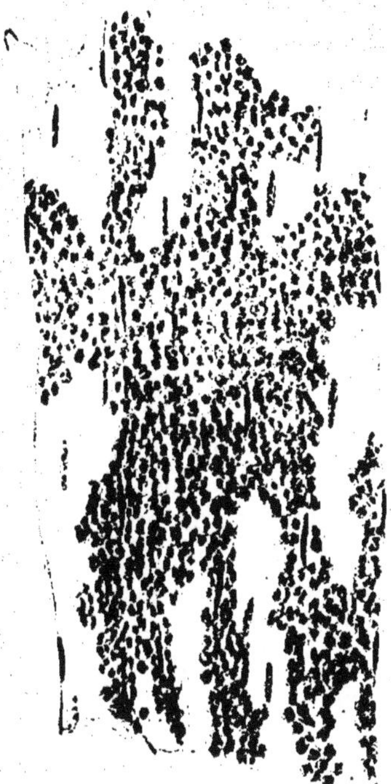

Fig. 13. — Oc. 2. — Obj. 8. Koristka.

Muscles de la paroi abdominale du lapin mort après 11 jours d'infection
chronique due au *bacterium coli commune* et survenue à la suite de la fracture
compliquée du fémur. Dans cette coupe, on note une myosite interstitielle
intense avec nécrose et dégénérescence cireuse en quelques points des fibres
musculaires.

propre. Dans le voisinage du lieu de la fracture, on observe
des phénomènes de nécrose du tissu et de nécrobiose des
éléments sans aucun microorganisme. Les cellules géantes
sont très nombreuses et leur protoplasme contient beaucoup de leucocytes avec noyaux en fragmentation et aussi
en cariomitose ; en outre, il y a disparition des aréoles de
graisse. Dans la moelle du fémur non fracturé, comme

aussi dans la moelle du tibia de ces deux lapins on constate la prédominance des cellules-mères sur les autres éléments propres de la moelle.

Dans ces coupes, on voit de nombreuses cellules géantes et beaucoup de leucocytes avec noyaux en cariokinèse et absence totale de microorganismes.

XIII

Entérite ulcéreuse due au Bacterium coli commune

A la suite des fractures compliquées auxquelles succombèrent 2 lapins, l'un après 11 jours, l'autre après 16 jours, j'eus l'occasion de noter des altérations gastro-entéritiques considérables.

L'autopsie des animaux est pratiquée 4 heures après la mort. Les animaux sont très amaigris; le premier est tombé de 2,000 à 1,600 grammes, et le second de 2,300 à 1,800. Les altérations sont identiques chez les deux animaux, en sorte que la description du résultat de l'autopsie de l'un compte pour l'autre. La lésion externe correspondant au fémur fracturé est refermée. Après avoir sectionné la peau, les muscles présentent un coloris normal et une absence complète de tout œdème. Au lieu de la fracture, il y a un volumineux abcès qui embrasse les deux moignons fracturés chez le lapin mort après 11 jours; chez celui mort après 16 jours la suppuration est plus étendue, et le pus s'insinue entre les muscles de la cuisse. Le périoste est épaissi et en grande partie détaché de la superficie de l'os qui est comme érosé avec des excroissances ostéophytiques. Après avoir scié l'os, on lui trouve la consistance de l'ivoire, et macroscopiquement la moelle semble un tissu atteint de nécrose. Dans les articulations coxo-fémorales et tibio-fémorales des deux côtés, on n'observe qu'une légère augmentation du liquide synovial. Tout le paquet glandulaire de la région inguinale du côté du fémur fracturé est détruit par la suppuration, tandis que les glandes inguinales de l'autre côté et les glandes axillaires sont saines, mais fortement hypertrophiées.

A l'ouverture de la cavité abdominale, on trouve le
feuillet pariétal et le feuillet viscéral lisses, sans aucun
épanchement; toutefois, l'attention est immédiatement atti-
rée par une notable hyperhémie de la séreuse de l'intestin
grêle et du côlon. Les coronaires stomachiques, comme
aussi les vaisseaux du mésentère et les capillaires du
péritoine pariétal, sont très injectés. L'intestin est flasque
et pas du tout météorisé; en séparant les anses, on note de
nombreuses taches rouges de grandeurs diverses ayant
toute l'apparence d'hémorrhagies. Ces taches abondent
dans la dernière partie du duodénum, dans tout le jéju-
mum et dans l'iléon. En outre de ces taches rougeâtres,
on en voit d'autres beaucoup plus grosses et noirâtres,
qui font penser qu'il s'agit de vraies ulcérations. Les taches·
s'observent aussi dans le côlon ascendant et dans le *transversum*.

En ouvrant l'intestin, on trouve les fèces liquides, tout
à fait diarrhéiques. Une fois lavé, sa muqueuse paraît
notablement lésée sur une étendue diverse. Les lésions
du duodénum et du jéjunum ne consistent qu'en une forte
hyperhémie des vaisseaux, particulièrement de ceux situés
à l'entour des follicules solitaires; hyperhémie qui prend
l'aspect de vraies hémorrhagies et d'une grave inflammation de toute la muqueuse. Dans l'iléon, l'inflammation de
la muqueuse est plus diffuse; et, en regardant la surface
intestinale à la lumière incidente, on voit comme autant
d'érosions très superficielles, dues à la disparition de
l'épithélium intestinal en ces points. Les plaques de Peyer
sont engorgées et fortement tuméfiées, et quelques-unes
vraiment ulcérées, tant que les sillons réticulés qui normalement se rencontrent à leur surface ont disparu. Les follicules solitaires sont aussi beaucoup grossis et se voient à
l'œil nu à la base des villosités sous forme de petits points
de la dimension d'un grain de mil. Tant les follicules
solitaires que les follicules agminés sont entourés d'une
aréole rougeâtre de caractère hémorrhagique. En examinant les plaques de Peyer de la séreuse étalées sur un
porte-objet, elles offrent l'aspect de masses de la grandeur
d'un centime, rondes, rougeâtres et parcourues en tous
sens par des filets entrelacés, de couleur rougeâtre, filets

que l'on reconnaît être des vaisseaux congestionnés, disposés à la base des plaques.

Dans le jéjunum du lapin mort après 11 jours, il y a
à la place d'un follicule solitaire une escharre noirâtre qui,
quand on la soulève, laisse voir une ulcération très profonde à bords anfractueux. Dans l'iléon, on voit deux
ulcérations des plaques de Peyer, de même caractère que
la précédente, mais passablement plus étendues, ainsi
qu'une troisième ulcération recouverte d'une escharre noirâtre, ovoïde, de la grandeur d'une olive, très relevée et
très adhérente aux couches sous-jacentes. En la regardant
du côté de la séreuse, on voit que cette ulcération a
intéressé le péritoine ; malgré cela, il n'y a pas péritonite
par perforation. De fait, la péritonite a été conjurée par la
forte adhérence de l'escharre à l'ulcère. Si le lapin était resté
en vie encore pendant quelques jours, rien n'aurait plus
facilement pu avoir lieu qu'un détachement de l'escharre,
qui eût entraîné la mort de l'animal en suite de péritonite
par perforation. Chez le lapin mort après 16 jours, on voit
6 ulcérations dans l'iléon, recouvertes de croûtes très
adhérentes aux couches sous-jacentes. Dans le jéjunum,
enfin, les ulcérations sont très vastes en surface, mais peu
en profondeur. Dans le côlon des deux lapins, on observe
de graves altérations de la muqueuse, constituées par des
hémorrhagies et des abrasions de l'épithélium ; dans le
côlon *transversum* du lapin mort après 11 jours, il y a une
petite ulcération très profonde, à bords relevés et très
anfractueux. A l'ouverture de l'estomac, on y trouve des
aliments non digérés, la muqueuse est hyperhémiée et
affectée de catarrhe. Les glandes mésentériques ont triplé
de volume et sont hypertrophiées. Le foie, la rate et les
reins révèlent de légers symptômes de stase. Rien d'intéressant dans le thorax. Le cœur est de volume normal ;
l'endocarde est lisse, et le myocarde un peu flasque. Les
poumons également présentent des phénomènes de stase
veineuse. L'aorte est complètement vide de sang.

Le diagnostic anatomo-pathologique macroscopique
peut être formulé ainsi: *périostite et ostéomyélite purulente et ostéite condensante du fémur fracturé ; catarrhe
et hyperhémie de la muqueuse gastrique ; entérite ulcé-*

reuse très grave de tout le tractus intestinal ; ulcérations de nature nécrosante, tendant à devenir perforantes des follicules agminés de la partie ultime du duodénum, des plaques de Peyer et des follicules solitaires du jéjunum et de l'iléon (de plus, chez le lapin mort après 16 jours, très nombreuses ulcérations recouvertes de croûtes très adhérentes, très vastes en superficie, mais peu profondes dans le jéjunum et dans l'iléon) ; hémorrhagies multiples de la séreuse intestinale ; hypertrophie des glandes lymphatiques axillaires et inguinales du côté du fémur fracturé et des glandes mésentériques ; organes atteints de stase ; absence de sang dans l'aorte.

Dans le pus de l'abcès et dans le sang du fémur fracturé, on voit des micrococques et des bacilles ; rien dans le sang des organes. Quelques rares bacilles dans le sang des plaques de Peyer. Des plaques faites avec le pus de la moelle du fémur fracturé de lapin mort après 11 jours, on isole un bacille, que ses cultures et sa propriété de ne pas se colorer d'après la méthode de Gram permettent d'identifier avec le *Bacillus pseudo-œdematis maligni*. En outre de ce microorganisme, on isole des mêmes plaques le *Streptodiplococcus septicus* et le *Staphylococcus pyogenes aureus*. Du pus et des fragments de moelle du fémur fracturé du lapin mort après 16 jours, on isole le *Staphylococcus pyogenes aureus*, le *Staphylococcus pyogenes albus* et le *Bacillus pseudo-œdematis maligni*. Les plaques ensemencées avec le sang des organes ne donnent aucun microorganisme, tandis que celles faites avec l'exsudat des ulcérations de l'intestin ne donnent que le *Bacterium coli commune*.

Les coupes du foie montrent une infiltration de leucocytes autour des grands vaisseaux, une hyperhémie par stase et de nombreuses hémorrhagies du parenchyme. La rate est tuméfiée et laisse apercevoir çà et là de petites zones d'infiltration. Sa capsule est distendue, et les vaisseaux sont dilatés et hyperhémiés. Ce que cet organe montre d'intéressant, en outre du fait d'une grande quantité de leucocytes avec noyaux en cariokinèse, est la quantité extraordinaire d'éléments lymphoïdes avec noyaux en voie de dégénération chromatolytique. Cette dégénération chromatolytique se voit tant dans les noyaux des cellules-mères des globules rouges que dans les noyaux des éléments de passage, et dans ceux des corpuscules rouges, jeunes, nucléés. La chromatolyse, dans ces trois éléments, ne donne pas aux noyaux des formes identiques. Les cellules-mères et les éléments de passage offrent à peu près les mêmes formes chromatolytiques dans leurs noyaux, tandis que les corpuscules rouges, jeunes, nucléés, font voir, dans leurs noyaux, des formes chromatolytiques assez différentes de celles des autres éléments.

La substance chromatique du noyau, tant dans les cellules-mères que dans les éléments de passage, donne naissance, en se fondant, à des formes disparates et multiples, et souvent aussi très symétriques. Dans ces éléments, en effet, la chromatine est ou bien disposée en filaments formant des zigzags très irréguliers; ou en N avec de petits blocs de chromatine aux extrémités; ou en bâtonnets, les uns fortement colorés, les autres moins et disposés dans tous les sens; ou en granulations de différentes grandeurs, tantôt placées à la périphérie du noyau, tantôt réparties dans tout le corps cellulaire; ou en amas irréguliers placés à la périphérie du noyau; ou en demi-lunes à surfaces concaves placées en regard l'une de l'autre; ou en cercle brisé par une accumulation irrégulière de substance chromatique; ou bien la substance chromatique est divisée en quatre secteurs parfaitement symétriques, ou bien l'on trouve, au milieu de ces secteurs, un petit bloc chromatique très régulier, très brillant et fortement coloré, ou disposé en forme de croix avec quatre bras très égaux; bref, la chromatine dans cet organe, comme aussi dans ceux que nous décrirons plus tard, assume les formes les plus disparates, lorsqu'elle se fond sous l'action des toxines des microorganismes. Dans les corpuscules rouges, jeunes, nucléés, ces formes ne se voient pas du tout; ici, au contraire, nous voyons que la chromatolyse du noyau a lieu sous forme de granulations.

Les coupes des glandes mésentériques de ces lapins montrent des infiltrations de leucocytes autour des vaisseaux et entre les fibres du tissu connectif. Le tissu connectif fondamental de l'organe a beaucoup augmenté. Dans cet organe également, le fait qui attire le plus l'attention est l'énorme quantité de noyaux en dégénérescence chromatolytique, dégénérescence qui, dans ces glandes, a assumé les formes les plus disparates. Dans les reins, on ne trouve pas

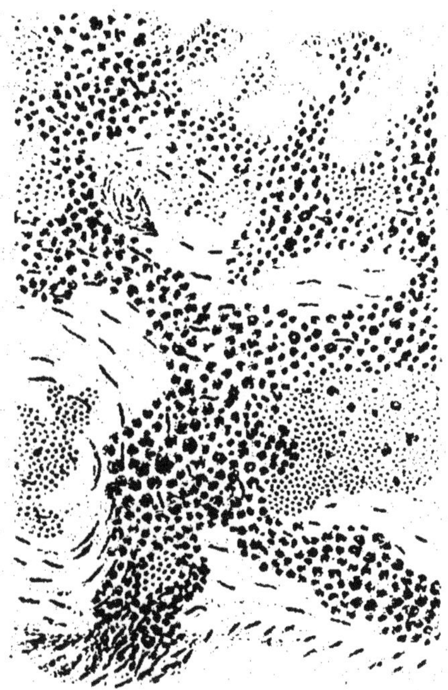

Fig. 14. — Oc. 2. — Obj. 8. Koristka.

Coupe de l'intestin grêle d'un lapin mort d'entérite ulcéreuse due au *bacterium coli commune* à la suite d'une fracture compliquée du fémur. On note des hémorrhagies et une inflammation intense de toutes les tuniques. En quelques endroits, la muqueuse a perdu son épithélium.

d'altérations considérables, si l'on excepte quelques noyaux en chromatolyse et quelques symptômes d'infiltration trouble de l'épithélium des canalicules contournés et des anses de Henle.

Dans les reins, il y a de nombreuses hémorrhagies du parenchyme et une forte hyperhémie par stase. Dans le cœur et dans les poumons, aucune altération. Autant que les recherches faites à cet égard permirent de le constater, il ne fut pas possible de trouver des microorganismes dans les organes.

Les coupes des parois intestinales et des ulcérations des plaques de Peyer montrent les altérations suivantes : la muqueuse intestinale est fortement infiltrée de leucocytes,

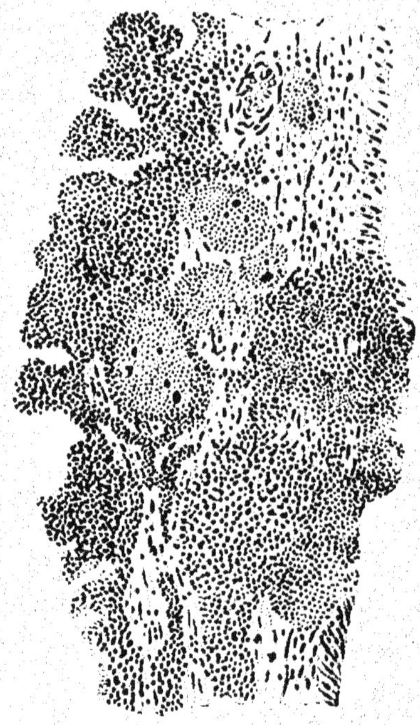

Fig. 15. — Oc. 2. — Obj. 4 de Koristka.

Coupe du même intestin dans la proximité d'une plaque de Peyer. On note les mêmes lésions que dans la coupe précédente, mais un peu plus marquées. La muqueuse est dépourvue de son épithélium en bonne partie, et le processus inflammatoire est arrivé jusqu'à la séreuse.

et sa surface est, par grandes places, dépouillée d'épithélium ; dans la *tunica propria* et dans la *muscularis mucosæ*, on note de vastes foyers hémorrhagiques avec globules rouges en voie de destruction. L'infiltration des leucocytes est aussi très copieuse dans la *submucosa*. En examinant une coupe du jéjunum à un fort agrandissement on observe, en procédant de l'intérieur à l'extérieur, c'est-à-dire de la lumière intestinale vers la séreuse, que l'intestin a, sur une bonne partie de sa longueur, perdu ses villosités et qu'il laisse reconnaître trois zones : une *zone interne nécrosée*, dans laquelle manque l'épithélium, dont il ne reste que des détritus ; une *zone moyenne hémorrhagique*, dans laquelle on observe de copieuses hémorrhagies et des corpuscules rouges en voie de destruction et, finalement, une *zone inflammatoire*, dans laquelle nous constatons une notable infiltration de leucocytes avec noyaux en fragmentation et en chromatolyse. Dans l'iléon, on rencontre à peu près les mêmes lésions que dans le duodénum et dans le jéjunum. Dans les coupes du côlon, on voit que la muqueuse présente des interruptions à fond ulcéré ; dans quelques-unes de ces ulcérations, les épanchements sanguins sous la zone nécrosée atteignent des proportions considérables. Quelquefois, dans l'épaisseur de la sous-muqueuse de cette partie de l'intestin, on trouve des zones inflammatoires avec des accumulations de leucocytes et des détritus au centre. En examinant à un fort grossissement les coupes des ulcérations des plaques de Peyer du lapin mort après 11 jours, on voit qu'à l'endroit de l'ulcération les tuniques muqueuse et musculaire sont entièrement détruites ; de plus, l'espace qui était occupé par ces deux tuniques est remplacé par un coagulum, en partie organisé. Ce coagulum est parcouru par une quantité de vaisseaux nouvellement formés, et il est constitué par un réticulum serré de fibrine et de globules rouges en voie de dégénérescence. Au milieu des corpuscules rouges du coagulum, situés dans les vaisseaux nouvellement formés ou dans les espaces interstitiels, on voit, à un fort grossissement, de très nombreuses cellules à protoplasme coloré en jaune par le contact des globules rouges détruits. Le noyau de ces cellules paraît petit, tout à fait rond, homogène et fortement coloré. Ces cellules ne sont pas autre chose que les résidus de l'épithélium revêtant la muqueuse, restés pris au milieu des corpuscules rouges et dans le réticulum fibrineux du coagulum. Outre cet épithélium nécrosé, on trouve dans le coagulum de nombreux leucocytes infiltrés avec noyaux en fragmentation et en chromatolyse. Les mêmes phénomènes se rencontrent dans l'intestin du lapin mort 16 jours après la fracture.

Chez ces animaux, le processus pourrait avoir commencé dans le tissu connectif interstitiel qui se trouve à la base des villosités, dans la proximité des glandes acineuses de l'intestin. Il se pourrait que le *Bacterium coli commune*, prenant la voie des espaces veineux de la moelle restés béants ou celle des lacunes lymphatiques, fût allé, entraîné par la circulation, se localiser dans les capillaires qui se rendent aux glandes acineuses et au tissu connectif qui forme la base des villosités, ou, par un processus inflammatoire causé par la sécrétion de ses produits et aussi par l'action mécanique due à sa présence en cet endroit, la stase sanguine et, par cela, l'ulcération se seraient produites.

Il se pourrait que le processus eût pris naissance directement dans l'intestin; et je crois que c'est l'hypothèse la plus probable, d'autant plus que je n'ai pas réussi à isoler le *Bacterium coli commune* du lieu de la lésion. Le *Bact. coli* vivant dans l'intestin en saprophyte est resté inoffensif tant que l'animal était en bonne santé, mais il a immédiatement recouvré sa virulence dès qu'il s'est trouvé en présence d'un organisme dont la résistance physiologique était diminuée par le fait de la fracture subie et par l'absorption des produits toxiques que les bactéries avaient sécrétés au lieu de la lésion, produits qui, probablement aussi, ont contribué à réveiller la virulence du *Bact. coli* contenu dans l'intestin. Que l'action des produits du *Bact. coli* ne soit pas étrangère aux processus anatomo-pathologiques rencontrés, non seulement dans l'intestin, mais encore dans les autres organes de ces animaux, ceci est clair. Chez ces lapins, outre les graves lésions intestinales dont il a été parlé, on a constaté deux faits d'une importance spéciale : je veux dire la fusion de la chromatine des noyaux des leucocytes et des cellules du parenchyme et les hémorrhagies du parenchyme dans les différents organes. Ces faits me font soupçonner qu'en outre de l'entérite ulcéreuse un processus d'intoxication a aussi contribué à la mort de l'animal. En ce qui concerne la fusion de la chromatine des noyaux des leucocytes et des cellules du parenchyme, il résulte des expériences de Gianturco et de Stampacchia, d'une part, et de celles de Sanfelice, d'autre part, que la chromatolyse est intimement liée aux intoxications ; en effet, Gianturco et Stampacchia (1) ont observé dans le foie des animaux morts à la suite d'empoisonnement par l'arsenic une quantité énorme de noyaux des cellules du parenchyme en chromatolyse, et Sanfelice (2) nous a donné une description étendue et soignée de ce processus dans la moelle des os des animaux intoxiqués par l'inoculation sous-cutanée de fortes doses d'essence de térébenthine.

Quant à l'entérite, on ne saurait aujourd'hui mettre en doute qu'elle puisse être causée par le *Bact. coli*, de nombreuses observations cliniques et épidémiologiques ayant montré que ce microparasite peut être, chez l'homme, la cause de processus intestinaux très variés. Hueppe (3), en 1887, a rencontré le *Bact. coli*, pour ainsi dire en culture pure, dans les fèces d'individus atteints de choléra nostras. Wyss (4) a isolé ce seul microorganisme de la rate d'un enfant de cinq mois mort d'épuisement diarrhéïque. Gilbert et Girode (5) n'ont trouvé que lui dans l'intestin de trois individus morts de choléra nostras, et, dans un de ces 3 cas, le microparasite fut également retrouvé dans les organes dans lesquels il avait provoqué de notables lésions. Léon et Marfan (6) ont isolé le *Bact. coli* des cadavres de deux vieillards morts d'épuisement diarrhéïque et provenant de l'hospice de Nanterre, où sévissait une épidémie diarrhéïque. Ce microbe fut, non seulement isolé des ulcérations du gros intestin des deux cadavres, mais il fut aussi trouvé dans les glandes mésentériques et dans le liquide péricardique du premier vieillard, et dans le sang

---

(1) GIANTURCO et STAMPACCHIA, *Ricerche sulle alterazioni del perenchima epatico nell'avvelenamento arsenicale. Giornale Ass. Nat. med.*, 1889.

(2) SANFELICE, *Contributo alla fisiopatologia del midollo delle ossa. Bolletino della Società di Naturalisti in Napoli*, 1890.

(3) HUEPPE, *Zur Aetiologie der Cholerine. Berliner Klinische Wochenschrift*, 1887.

(4) WYSS, *Bacterium coli commune als pathogener Mikroorganismus für den Menschen. Verhandlungen der Ges. f. Kinderheilkunde*, 1890.

(5) GILBERT et GIRODE, *Contribution à l'étude clinique et bactériologique du choléra nostras. Le Bulletin médical*, 1891.

(6) LÉON et MARFAN, *Due casi di infezione generale apirettica per il Bacillus coli communis nel corso di una enterite dissenteriforme. La Riforma medica*, 1891.

du cœur gauche et dans le liquide péricardique du second
vieillard. Maggiora (1), dans une épidémie d'entéro-colite
dysentérique, a trouvé dans les fèces le *Bact. coli*. Rossi
Doria (2) a pu reconnaître ce microparasite comme la
cause des diarrhées estivales des enfants, qui quelquefois
prennent un caractère épidémique; cet auteur a examiné
les fèces de 23 enfants atteints de diarrhée, et il a constamment rencontré le *Bact. coli* en culture pure. De ces 23 cas
de diarrhée, 20 furent suivis de mort, et dans tous il a rencontré des altérations anatomo-pathologiques identiques et
le même microorganisme. Dans les coupes des organes, il
a constamment trouvé le *Bact. coli* disposé en groupes
assez semblables à ceux que forment, dans les organes des
typhiques, les bacilles d'Eberth-Gaffky. L'auteur de ces
observations en tire la conclusion que ces diarrhées sont
dues exclusivement au bacille du côlon, et il affirme que
l'infection produite par ce microorganisme peut, comme
celle du typhus, prendre un caractère véritablement épidémique, et qu'elle peut donner les mêmes phénomènes cliniques et les mêmes altérations anatomo-pathologiques que
le typhus.

Plus récemment, on a constaté que le *Bact. coli* peut être,
chez l'homme, le facteur étiologique de différents processus dans des organes variés. En effet, Margarucci (3) a rencontré le *Bact. coli* dans un cas de gangrène progressive
emphysémateuse des parois abdominale et thoracique chez
une femme, chez laquelle l'autopsie révéla une perforation
de l'S iliaque et une infiltration phlegmoneuse et gazeuse
des tissus péricholiques. Cet auteur a retrouvé le même microorganisme dans un cas d'abcès gazeux sous-phrénique.

En dernier lieu, on a retrouvé ce microorganisme comme
auteur de cystites et de pyélonéphrites. Krogius (4) l'a

(1) Maggiora, *Osservazioni microscopiche e bacteriologiche fatte durance
un' epidemia di enterite dissenterica. Giornale della R. Accademia di medicina
di Torino*, 1891.

(2) Rossi Doria. *Contributo all'etiologia delle diarree estive de'bambini.
Annalli del l'Instituto d'Igiene sperimentale della R. Università di Roma*, 1892.

(3) Margarucci, *Sopra un caso di gangrena enfisematica progressiva da
Bacterium coli commune. Il Policlinico*, 1895.

(4) Krogius, *Note sur le rôle du Bacterium coli commune dans l'infection
urinaire. Archiv. de Medic. expér.*, 1892.

trouvé constamment dans 12 cas de cystite, dont 6 avec néphrite ; plus tard, dans 22 autres cas de cystite, il le trouva 16 fois, 14 fois en culture pure (1). Reblaut (2), sur 16 cas de cystite, isola 6 fois le bacille du côlon en culture pure. D'autres cas de cystite, dans lesquels le *Bact. coli* fut isolé, sont rapportés par Albarran et Hallé (3), Rovsing (4), Haushalter (5), Morelle (6), Denys (7), Achard et Hartmann (8), Schnitzler (9), et beaucoup d'autres. Albarran (10) l'a rencontré dans 23 cas de pyélonéphrite, et Achard et Renault (11) l'ont cultivé d'un cas de néphrite hématogène, Rodet (12), Morelle (13), Schmidt et Aschoff (14) et quelques autres l'ont également trouvé dans des cas de pyélonéphrite.

Dans les coupes de la moelle du fémur fracturé des deux lapins, il y a prédominance des cellules-mères sur les autres éléments propres de la moelle ; de plus, on note de nombreux foyers inflammatoires et purulents. Près de l'endroit de la fracture, il y a un détritus de noyaux assez copieux. Plus haut que la fracture, on voit les noyaux des cellules-mères et des éléments de passage en fragmentation. On ne voit que très peu de corpuscules en voie, de dégénération chromatolytique du noyau. Dans les coupes de cette moelle, je n'ai pas réussi à surprendre de formes en cariomitose. Au point de la fracture, au milieu du détritus nucléaire, on ne trouve que très peu de bacilles. La moelle du fémur non fracturé n'offre rien d'intéressant, sauf une notable augmentation des cellules-mères sur les

(1) Kuoons, *Recherches bactériologiques sur l'infection urinaire.* Helsingfors, 1892.
(2) Reblaut, *Des cystites non tuberculeuses chez la femme.* Paris, 1892
(3) Albarran et Hallé, *Bulletin de l'Académie de Méd.*, 1888.
(4) Rovsing, *Die Blasenentzündungen*, 1890.
(5) Haushalter, *Cystite bactérienne primitive. Gaz. hebd. de médic.*, 1887.
(6) Morelle, *Étude bactériologique sur les cystites.* Liège, 1892.
(7) Denys, *Bulletin de l'Académie royale de méd.* Louvain, 1892.
(8) Achard et Hartmann, *Comptes rendus de la Société de Biologie*, 1892.
(9) Schnitzler, *Internationale Klin. Rundschau.* 1893.
(10) Albarran. *Étude sur le rein des urinaires.* Thèse, Paris, 1889.
(11) Achard et Renault, *Comptes rendus de la Société de Biologie*, 1892.
(12) Rodet, *Comptes rendus de la Société de Biologie*, 1891.
(13) Morelle. *Étude bactériologique sur les cystites.* Liège, 1892.
(14) Schmidt et Aschoff, *Die Pyelonephritis in anatomischer und bakteriologischer Beziehung und die ursächliche Bedeutung des Bacterium coli commune für die Erkrankung der Harnwege.* Jena, 1893.

autres éléments propres de la moelle, la fragmentation du noyau de ces éléments et quelques noyaux en chromatolyse. Dans cette moelle, on trouve de nombreuses cellules géantes dues à la fusion des cellules-mères et très peu seulement dues à la fusion des corpuscules rouges, jeunes, nucléés ; de plus, on observe que le phénomène de la destruction des cellules géantes par les leucocytes n'est pas très évident dans cette moelle. La présence du bacille du pseudo-œdème n'a pas été constatée dans ce tissu.

<h2 style="text-align:center">XIV</h2>

Toxicémie due au Bacterium coli commune et embolie splénique

Dans ce chapitre, je traiterai de 4 lapins morts, le premier, 7 jours, le second et le troisième, 9 jours, et le quatrième, 10 jours après la fracture, à la suite d'une infection due au *Bacterium coli commune*.

Les animaux ont diminué de poids. En sectionnant la peau, on ne note rien qui attire l'attention. Le fémur fracturé est entouré d'un peu de pus, et après avoir scié l'os en long, on trouve la moelle assez pâle. Les vaisseaux de la peau sont anémiques. A l'ouverture de la boîte crânienne, on note de l'anémie des méninges et des vaisseaux du cerveau. Dans la cavité abdominale, la première chose qui attire l'attention est l'énorme gonflement de la rate chez deux des 4 lapins; celle de l'animal mort après 7 jours a, à peu près, 12 fois le volume normal, et celle de l'un des lapins morts, après 2 jours, 7 fois; en même temps anémie complète de tous les organes. La rate des deux autres lapins est également hypertrophiée, mais pas autant que celle des précédents. Dans la cavité thoracique, on note de l'anémie des poumons et la flaccidité du myocarde.

Dans le pus de l'endroit de la fracture, on voit sous le microscope des microcoques et des bacilles, mais aucuns microgermes dans le sang des organes. Les leucocytes du sang sont très abondants. Du pus du lieu de la fracture chez les lapins morts après 7 et 10 jours, on isole le *Bact. coli*, tandis que chez les lapins morts après 9 jours on trouve chez l'un le *Bact. coli*, le *Staph. pyog. aureus* et le *Staph. pyog. albus* et, chez l'autre, le *Bact. coli* et le *Streptodiplococcus pyogenes*; du sang des organes on n'isole aucun microorganisme; de la rate de tous les quatre, on isole le *Bact. coli*.

L'examen histologique des coupes du foie de ces lapins révèle une dilatation considérable des vaisseaux et un léger degré d'hépatite interstitielle. On note, en effet, une augmentation considérable du tissu connectif, interstitiel en quelques points, avec perte évidente de l'élément glandulaire de l'organe. Dans les vaisseaux dilatés, on voit d'assez nombreux leucocytes avec noyaux en fragmentation et en chromatolyse. Çà et là on observe des infiltrations leucocytaires. Chez un de ces animaux, celui mort après 10 jours, les cellules hépatiques montrent un protoplasme trouble et granuleux et un noyau en chromatolyse. En quelques endroits, là où l'infiltration est plus copieuse, les cellules hépatiques sont déformées. On trouve, en outre, dans le tissu hépatique de ces quatre lapins, des hémorrhagies du parenchyme d'importance diverse.

Dans la rate du lapin mort après 7 jours et dans celle de l'un des lapins morts après 9 jours, on trouve la capsule déchirée en différents endroits, de façon à pouvoir observer de nombreuses hémorrhagies sous-capsulaires. On voit encore des hémorrhagies dans le tissu connectif de l'organe et au milieu des follicules lymphatiques énormément tuméfiés. Ces hémorrhagies ont tout à fait le caractère d'embolies survenues dans les vaisseaux spléniques.

Dans la rate de l'un des lapins morts après 9 jours et dans celle du lapin mort après 10 jours, on trouve les mêmes phénomènes d'embolie sauf, que dans ces cas, les altérations sont moins graves. La recherche des microorganismes, tant dans les tissus du foie que dans ceux de la rate, reste absolument infructueuse.

Les reins sont normaux et fortement anémiques ; il en est de même du cerveau et des muscles du cœur. Dans les poumons çà et là des zones hépatisées. Les coupes de la moelle du fémur fracturé, à l'endroit correspondant à la fracture, révèlent la présence d'une zone nécrosée avec détritus considérable de cellules ; un peu plus haut, on voit de petits abcès entourés de nombreux leucocytes avec noyaux en fragmentation, dont quelques-uns sont en hypochromatolyse évidente. Dans ces moelles nous sommes en présence d'une vraie myélite purulente.

Dans les mêmes coupes, ont voit encore des hémorrhagies étendues entourées de zones inflammatoires. Dans ces moelles, la graisse a disparu, les cellules-mères prédominent sur les autres éléments de la moelle, et l'on note la destruction des cellules géantes par les leucocytes. Dans la moelle du fémur sain, on observe aussi de très nombreuses cellules-mères et les cellules géantes sur le point d'être dévorées par les leucocytes. Les glandes mésentériques accusent une notable hyperplasie du tissu lymphoïde.

La mort de ces animaux ne peut pas être attribuée à une autre cause qu'à une intoxication due aux produits toxiques du *Bact. coli*, produits dont l'action délétère s'explique facilement par l'état d'affaiblissement existant chez les animaux sur lesquels ils agissaient. Il a dû, en effet, se pro duire une grande perte de sang chez ces animaux à la suite de la fracture, fait qui explique et la profonde anémie des organes, et le nombre extraordinaire de corpuscules blancs dans le sang. Les embolies constatées dans les vaisseaux de la rate, doivent également avoir contribué à leur mort.

Que l'intoxication n'ait, chez ces lapins, pas été un fait de peu d'importance, ceci est prouvé par la chromatolyse constatée chez les noyaux des cellules fixes et mobiles et par les nombreuses hémorrhagies du parenchyme rencontrées dans les différents organes, chromatolyse et hémorrhagie, qui, comme je l'ai dit ailleurs, me paraissent devoir être rapportées à un processus d'intoxication.

XV

Angiocholite due au Bacillus pseudo-œdematis maligni

Une notable altération des voies biliaires put être observée à la suite d'une fracture compliquée, chez un lapin mort 20 jours après la fracture.

Le lapin est très amaigri. De 2,230 grammes il est tombé en 20 jours, à 1,900 grammes. Après avoir décollé la peau, on ne voit rien qui attire l'attention. A l'endroit de la fracture, il y a un gros abcès, de la grandeur d'une petite pomme, qui embrasse les deux moignons du fémur fracturé et qui, incisé, donne issue à un pus épais, crémeux, et à des débris nécrosés. La diaphyse du fémur fracturé a augmenté de volume, fait lié à un processus d'ostéïte condensante ; de fait, on observe diverses productions ostéophytiques à la surface externe de la diaphyse, productions qui parlent en faveur d'un processus inflammatoire chronique de l'os. Le périoste est très tuméfié ; décollé par le pus, sa couleur est gris jaunâtre et son aspect lardacé.

Après avoir scié longitudinalement la diaphyse du fémur, on constate une sténose du canal médullaire. La moelle correspondant aux extrémités fracturées est de couleur gris sale, d'aspect nécrosé, et au point où cesse cette coloration, on note une couleur jaune paille qui fait penser à un processus de dégénérescence graisseuse de la moelle. La moelle du fémur non fracturé est, au contraire, de couleur rouge vif. La capsule de l'articulation coxo-fémorale, du côté du fémur fracturé, est très épaissie ; à l'incision elle laisse sortir le liquide synovial avec quelques flocons de fibrine. L'articulation tibio-fémorale du même côté est aussi épaissie et il y a un peu de pus à l'intérieur. Les articulations coxo-fémorale et tibio-fémorale du côté sain sont normales. Les glandes axillaires et inguinales du côté sain sont normales ; les glandes du côté du membre fracturé sont détruites par le pus.

A l'ouverture de la cavité abdominale, on constate une
forte augmentation du liquide qu'elle contient, mais sans
aucun élément fibrineux. On note beaucoup d'adhérences
entre le péritoine pariétal et viscéral, d'aspect tendineux
déposant en faveur d'un processus de péritonite avancé.
Le foie a presque doublé de volume et recouvre en totalité
l'estomac et une partie des intestins un peu météorisés. Le
foie adhère fortement par des brides de tissu connectif très
consistantes au diaphragme, à l'estomac, aux anses intestinales et au péritoine pariétal. Ces brides se dirigent de la
surface antérieure de l'organe vers le péritoine pariétal et
le diaphragme ; la surface inférieure du foie, également,
adhère fortement par des brides à la surface antérieure
de l'estomac et à l'intestin. A la surface du foie, on note
de grandes taches gris blanchâtre, un peu jaunes au
centre, desquelles partent les brides de tissu nouvellement formé. Sur toute la surface du foie, on voit, en outre
de ces taches, de très nombreuses ramifications, les unes
assez longues et tortueuses, les autres très courtes et
régulières, qui, incisées, donnent issue à un pus jaunâtre ;
ramifications qui font soupçonner qu'il s'agit d'une suppuration des conduits biliaires du foie. La vésicule biliaire
est très augmentée de volume, et pleine d'un liquide jaune
verdâtre, dans lequel on voit de grosses masses de muco-
pus. Après avoir lavé la paroi interne de cette vésicule
biliaire on trouve sa muqueuse très hyperhémiée avec injection notable des capillaires. Le conduit cholédoque a un
diamètre double de l'ordinaire et est rempli d'une substance verdâtre d'aspect purulent. En incisant le parenchyme
hépatique, on note qu'il est légèrement consistant à la coupe.
La surface de la coupe est rouge pâle et elle est parsemée
de stries brillantes d'un blanc de perles. Çà et là, à la surface de la coupe, on voit aussi des points blanc grisâtre
de différentes dimensions, qui donnent aussi issue à du pus.
Ce sont les coupes des ramifications que nous avons notées
précédemment sur la surface de la glande. Autour des
plus volumineux de ces points blanc grisâtre, on voit
comme un anneau, blanc de perles très brillant et très résistant au couteau. Tant l'anneau que les stries ont l'aspect
de tissu jeune, qui, en partie, s'enfonce dans le tissu

propre de la glande, et, en partie, entoure les conduits biliaires dilatés.

L'estomac est fortement dilaté, et, à son ouverture, on constate que les aliments ne sont pas digérés. Sa muqueuse est lisse et d'aspect normal. L'intestin est un peu distendu par des gaz, et tant sa séreuse que sa muqueuse sont normales. Les glandes de Peyer ne sont pas augmentées de volume. Dans l'appendice vermiforme du cœcum, on note une légère hyperhémie des capillaires. Le pancréas est normal. La rate est augmentée de volume, de consistance un peu molle ; les coupes ont une couleur rouge foncé comme de la lie de vin, et sont parcourues par des ramifications blanc rougeâtre. Les reins sont normaux ; incisés, ils montrent nettement à l'œil nu les glomérules de Malpighi ; il y a augmentation de la substance corticale. Les glandes mésentériques sont normales, comme aussi la vessie et son contenu. Dans la cavité thoracique, les altérations sont peu importantes. Il y a une légère augmentation du liquide du péricarde. Les plèvres sont normales. Les poumons également ne présentent rien d'anormal à l'examen macroscopique, sauf une profonde anémie. Le cœur n'est pas augmenté de volume et en le sectionnant, on trouve des coagulums dans l'atrium et dans le ventricule droit. L'endocarde paraît sain, mais le myocarde est flasque.

D'après ces données, le diagnostic anatomo-pathologique peut être ainsi formulé : *périostite et ostéomyélite purulente du fémur fracturé et ostéite condensante avec nécrose des bouts fracturés et sténose partielle du canal médullaire ; arthrosynovite séro-fibrino-purulente de l'articulation coxo-fémorale et arthrosynovite purulente de l'articulation tibio-fémorale du côté du fémur fracturé ; angiocholite purulente, brides de tissu connectif allant de toute la superficie du foie au diaphragme, aux anses intestinales et au péritoine pariétal ; brides constituées par du tissu connectif nouveau, devant son origine à l'organisation de l'exsudat inflammatoire provoqué par un processus de péritonite avancée survenu à la suite de la propagation de la suppuration des voies biliaires au péritoine ; cholécystiste purulente ; suppuration et dilatation du canal*

*cholédoque ; hypertrophie de la glande hépatique ; stase
dans les organes et hypertrophie de la rate.*

Dans le pus de l'abcès et dans celui du fémur fracturé,
il y a beaucoup de microcoques et de bacilles, dans le pus
contenu dans les conduits biliaires du foie, très peu de
bacilles ; ceux-ci manquent dans le sang des organes. Des
plaques faites avec le pus de l'abcès et avec la moelle du
fémur fracturé, on isole le *Staph. pyog. aureus* et le *pseudo-
bacillus oedematis maligni,* tandis que des tubes ensemencés
avec le pus des conduits biliaires, on n'isole que le *Bacillus
pseudo-œdematis maligni.* Du sang on n'isole aucun microorganisme.

Dans les coupes du foie examinées à un très faible grossissement (Leitz, 1), la première chose qui nous frappe est
la grande réduction du parenchyme hépatique, sur lequel
on voit des formes rondes, le plus souvent ovoïdes, de
grandeur variable, et tellement rapprochées l'une de l'autre
que l'on peut en voir de 4 à 6 dans le champ du microscope ; tandis que d'autres sont tellement étendues et vastes,
qu'à ce grossissement on ne peut en voir qu'une fraction.
Tant les grandes que les petites formes susmentionnées
réprésentent des coupes de vaisseaux biliaires avec parois
épaissies, dont la partie centrale est tantôt continue, tantôt
interrompue, très anfractueuse et avec de nombreuses
lacunes, colorée avec intensité et entourée d'un tissu un
peu moins épais, moins fortement coloré, et, à ce qu'il paraît,
disposé concentriquement. Il n'est pas rare d'observer, dans
quelques-unes de ces coupes de vaisseaux biliaires avec
parois épaissies, une raréfaction du tissu entre la zone centrale colorée avec plus d'intensité et la zone périphérique
plus claire. Ces coupes de vaisseaux biliaires se rencontrent tant dans le centre du parenchyme hépatique que
sous la capsule de Glisson, capsule que l'on voit très
épaissie, jusqu'à être 4 à 5 fois plus grande que normalement, là spécialement où elle est en contact avec les
susdites coupes. A ce grossissement, on voit encore des
rétrécissements en contact avec ces coupes de vaisseaux
biliaires. Souvent on remarque, dans une coupe centrale,
que la substance plus transparente et placée à la périphérie
se continue jusque sous la capsule de Glisson, avec le tissu

connectif intéracineux épaissi. Un examen attentif permet de reconnaître, dans ces préparations, trois faits très importants : 1° *dilatation des vaisseaux hépatiques; 2° dilatation de la veine centrale de l'acinus ;* 3° dans la zone plus périphérique, entre les coupes de vaisseaux biliaires avec

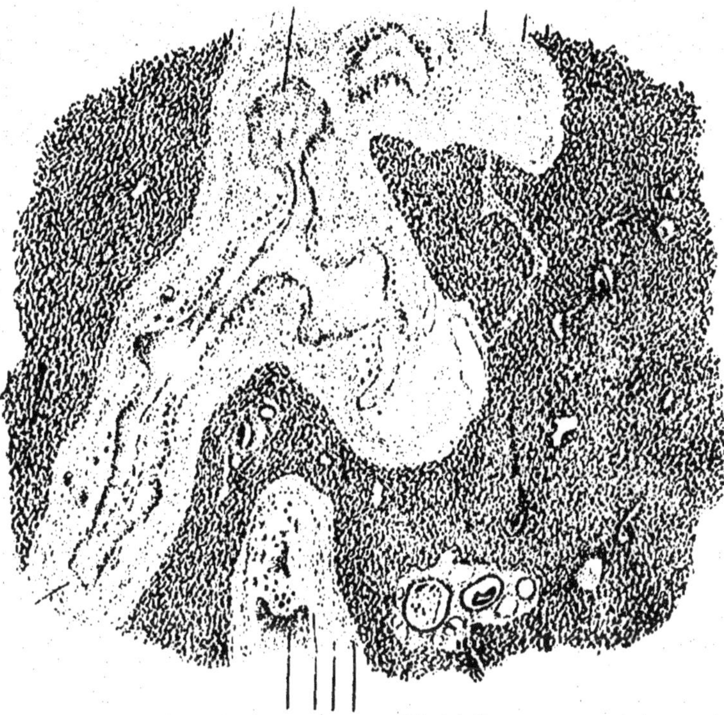

Fig. 16. — Oc. 2. — Obj. 1 Leitz

Coupe du foie du lapin mort d'angiocholite ; la figure montre dans les foyers suppuratifs : une zone périphérique de tissu connectif très pauvre en noyaux ; une zone de tissu connectif très riche en noyaux située en contact immédiat avec la précédente et à son intérieur ; une zone constituée par des amas de fibrine et, enfin, une zone centrale constituée par des leucocytes en fragmentation et des corpuscules de pus.

parois épaissies et le tissu hépatique comprimé, de *petites vacuoles,* dans lesquelles on voit des formes en grappes, colorées avec beaucoup d'intensité, vacuoles qui, quelquefois, prennent un aspect ramifié et présentent dans leur intérieur les formes décrites plus haut. Ces vacuoles font naître le soupçon qu'il s'agit de vaisseaux biliaires en néoformation (*fig.* 16).

En examinant une des coupes précitées, de grandeur moyenne, à un plus fort grossissement (Leitz, 3), on voit à la périphérie le tissu propre de la glande notablement comprimé ; il est entouré d'une zone de tissu connectif relativement peu coloré et pauvre en noyaux, et qui renferme toute la tumeur en guise de capsule. En allant de la périphérie au centre, on trouve une zone plus riche en noyaux et plus fortement colorée, entourée d'une masse assez opaque et fortement colorée en rouge par la fuchsine carbolisée. Avec le même grossissement, nous trouvons, au milieu du parenchyme hépatique, de petits points un peu plus riches en noyaux et plus fortement colorés. Ce que l'on voit dans les coupes de vaisseaux biliaires avec parois épaissies de grandeur moyenne, se retrouve aussi chez les plus grosses, avec cette différence qu'ici les couches périphériques sont plus épaisses et que la partie centrale est discontinue. Toujours au même grossissement, on voit que les formes en grappe, dont nous avons parlé plus haut, siègent dans la zone limitante placée plus près de la périphérie de cette coupe.

En observant ces coupes à un fort grossissement (Leitz, 8), on voit le parenchyme hépatique résiduel parsemé de petites tumeurs miliaires, qui ne sont pas autre chose que des vaisseaux biliaires centraux, dont l'épithélium est ici trouble, là interrompu, détruit, entouré de tissu connectif nouvellement formé, et infiltré à son tour d'éléments lymphoïdes. A ce grossissement, on voit que les deux zones périphériques concentriques, dont il a été parlé plus haut, sont constituées par du tissu connectif nouveau, zones qui diffèrent entre elles en ce que l'interne est plus riche en noyaux. La masse centrale se compose d'un détritus d'éléments cellulaires compris entre de nombreuses mailles de fibrine. Dans les mêmes coupes de moyenne grandeur, nous pouvons donc, à ce grossissement reconnaître 4 zones : *1° une zone périphérique de tissu connectif nouvellement formé, dont les fibres sont disposées circulairement, moins riche en noyaux que la suivante ; 2° une zone de tissu connectif, dont les fibres sont taillées transversalement, plus riche en noyaux lymphoïdes ; 3° une zone constituée*

*par des amas de fibrine ; 4° enfin, une zone centrale com-
posée de leucocytes en fragmentation et de corpuscules de
pus.* Au milieu des leucocytes et des corpuscules de pus, on
voit de nombreux corpuscules rouges jeunes nucléés avec
noyaux en dégénérescence granuleuse. Dans la zone périphérique, il n'est pas rare de rencontrer des résidus de
cellules hépatiques comprimées, tandis que les autres formations et productions intensivement colorées ont toute
l'apparence de vaisseaux biliaires nouvellement formés.
Ici nous avons donc des foyers purulents, prenant leur
origine dans les vaisseaux biliaires. Ce sont de véritables
petits abcès entourés d'une zone de tissu connectif hypertrophié et hyperplastique, dans laquelle, à côté du résidu
de parenchyme hépatique comprimé, on trouve des traces
de ce qui sont probablement des vaisseaux biliaires nouvellement formés.

En résumé, nous avons: *en premier lieu, une vaste
suppuration en foyers, entre et autour des conduits
biliaires ; une vraie angiocholite et périangiocholite ; en
second lieu, une destruction très étendue des cellules hépatiques par suite de la dilatation des conduits biliaires,
de l'infiltration des leucocytes et de leur organisation en
tissu connectif, en troisième lieu, une énorme production
de tissu connectif, aux frais du tissu glandulaire, une véritable hépatite interstitielle ; en quatrième lieu, enfin, une
néoproduction de vaisseaux biliaires se substituant à ceux
atteints par le processus suppuratif.*

Dans toutes les recherches que j'ai faites avec un objectif
à immersion de Zeiss, je n'ai pas réussi à trouver un seul bacille du pseudoedème malin dans le tissu hépatique et dans le
pus des vaisseaux biliaires ; je ne puis attribuer cet insuccès
qu'à l'extrême rareté des bacilles existant dans les tissus,
qui, pour pouvoir être distingués à l'examen microscopique,
doivent être assez nombreux, tandis que, pour obtenir une
culture, il suffit d'introduire, au moyen d'un fil de platine
chargé d'une parcelle de pus, un seul germe dans un tube
de gélatine ou d'agar pour voir, après 3 jours, des colonies
se développer. Du reste, j'ai déjà eu l'occasion de dire
combien il est rare de rencontrer le bacille du pseudoedème
malin dans les organes des animaux morts par suite d'infec-

tion chronique due à ce microparasite ; et, dans ces cas, la mort doit être attribuée à l'intoxication causée par les produits de sécrétion du microorganisme spécifique.

J'attribue ce cas de suppuration des voies biliaires au bacille du pseudoedème malin, surtout si l'on considère que dans certains cas, ce microparasite est pyogène et qu'aujourd'hui bien des expériences ont montré combien divers sont les parasites qui, dans certaines conditions favorables, peuvent produire la suppuration des voies biliaires. Tous les microparasites qui peuvent provoquer la suppuration peuvent, dans certaines conditions, être la cause d'une angiocholite suppurative. Il est, en effet, connu par un grand nombre d'observations cliniques, faites en vue d'élucider l'étiologie des angiocholites, que celles-ci peuvent être dues à l'action du *Streptodiplococcus pyogenes* (Leiden et Klemperer (1), Rovighi (2), Dupré (3), Ménétrier et Theroloix (4), Claesse (5) et d'autres encore), ou à celle du *Staph. pyog. aureus* et du *Staph. pyog. albus* (Netter et Martha (6), Brieger (7), Dupré (8), etc.), ou à celle du *Bact. coli commune* (Bastianelli (9), Bignami (9), Marchiafava (10), Gilbert et Girode (11), Fränkel (12), Rodet (13), Naunyn (14), Girode (15), Le Gendre et

(1) LEIDEN e KLEMPERER, *Ein Fall von multiplen Leberabcessen in Folge von gallenstein. Charité Annalen*, vol. VI.

(2) ROVIGHI, *Ascessi multipli del fegato da angiocolite grave. Rivista Clinica di Bologna*, 1886.

(3) DUPRÉ, *Infection biliaire streptococcique, consécutive à une lithiase biliaire ancienne. — Angiocholite et dilatation des canaux. — Ictère grave. — Mort. — Bulletin de la Société anatomique de Paris*, 1891.

(4) MÉNÉTRIER et THÉROLOIX, *Infection hépatique secondaire à streptocoques chez un phthisique. Bull. de la Société anatomique de Paris*, 1891.

(5) CLAESSE, *Société anatomique de Paris*, 1891

(6) NETTER et MARTHA. *De l'endocardite végétante ulcéreuse dans les affections des voies biliaires. Archives de Physiologie norm. et pathologique*, 1886.

(7) BRIEGER, *Zeitschrift für Klin. Medicin*, 1886.

(8) DUPRÉ, *Les infections biliaires. Paris* 1891.

(9) BIGNAMI et BASTIANELLI, *Reperto batteriologico nell'angiocolite suppurativa. Bulletino della R. Accademia Medica di Roma*, 1892.

(10) MARCHIAFAVA, *Bollettino della R. Accademia Medica di Roma*, 1892.

(11) GILBERT et GIRODE, *Contribution à l'étude bacteriologique des voies biliaires. Comptes Rendus de la Société de Biologie*, 1890.

(12) FRAENKEL, *Ein Fall von Leberabscess in Gefolge von Cholelithiasis. Deutsche medizinische Wochenschrift*, 1891.

(13) RODET, *Société médicale de Lyon*, 1889.

(14) NAUNYN, *Società medica di Strasburgo*, 1891.

(15) GIRODE, *Infection biliaire, pancréatique et péritonéale par le Bacterium coli commune. Comptes Rendus de la Société de Biologie*, 1892.

Raoult (1), Menetrier (2), Macaigne (3), Barbacci (4), Gilbert et Dominici (5), etc.), ou à celle du bacille typhique, Gilbert et Girode (6), Dupré (7), Guarneri (8), ou à celle du *Staph. pyog. albus* et du *Diplococcus Fränkeli*, Gilbert et Girode, ou enfin à celle du *Streptodiplococcus pyogenes* et au *Diplococcus Fränkeli*, Klemperer (9).

Que le *Bact. coli commune*, le bacille typhique, le *Diplococcus pneumoniæ* ou le *Diplococcus Fränkeli*, et le *Bacillus pseudo-œdematis maligni* soient pyogènes, ceci est aujourd'hui prouvé. Vallon et Jayle (10) ont isolé le *Bact. coli commune* d'un abcès du foie, Larnelle (11) l'a trouvé dans un cas de péritonite purulente, et, de même, Alessandro Fränkel (12), Vivaldi (13) et Barbacci (14), Vindrich (15), isolèrent ce microorganisme d'un abcès de la paroi abdominale. Le bacille typhique fut isolé par Fränkel le premier (16), d'un cas de péritonite purulente ; Tavel (17) le trouva dans une orchite suppurative consécutive à un typhus, Roux et Vinay (18) dans des abcès de la rate et des reins chez un cadavre typhique, Valentini (19) dans un

(1) Le Gendre et Raoult, *Ictère par obstruction et infection secondaire par le Bacterium coli commune. Société médicale des Hôpitaux de Paris*, 1892.

(2) Menetrier, (Citato dal Macaigne).

(3) Macaigne, *Le Bacterium coli commune. Son rôle dans la Pathologie.* Paris, 1892.

(4) Barbacci, *Reperto bacteriologico in due casi di suppurazione delle vi biliari. Lo Sperimentale*, anno XLVI.

(5) Gilbert et Dominici, *Contribution à l'étude bactériologique des voies biliaires. Comptes Rendus de la Société de Biologie*, 1890.

(6) Gilbert et Girode, *Des angiocholites infectieuses ascendantes suppuratives. Comptes Rendus de la Société de Biologie*, 1891.

(7) Dupré, *Les infections biliaires*, 1891.

(8) Guarneri, *Contributo alla patogenesi delle infezioni biliari. Rivista generale italiana di Clinica medica.* 1892.

(9) Klemperer. Società di medicina Interna di Berlino, 1892.

(10) Vallon et Jayle, *Présence du Bacterium coli commune dans un abcès dysentérique du foie. La Semaine médicale.* 1891.

(11) Larnelle, *Etude bactériologique sur les péritonites par perforation. La Cellule*, 1889.

(12) Alessandro Fraenkel, Wiener Klinische Wochenschrift, 1891.

(13) Vivaldi, *Sulle proprietà patogeniche del Bacterium coli commune. Archivio italiano di Clinica medica*, 1891.

(14) Barbacci, *Il Bacterium coli commune e le peritoniti da perforazione. Lo Sperimentale*, 1891.

(15) Vindrich, *La Cellule*, 1890.

(16) Alessandro Fraenkel, Verhandlugen d. VI Congress. f. Innere Medicin. Wiesbaden, 1887.

(17) Tavel. Correspondenzblatt für Schweizer Aerzte, 1887.

(18) Roux e Vinay. *Société des sciences médicales de Lyon.* 1888.

(19) Valentini, Berliner Klinische Wochenschrift. 1887.

abcès siégeant sous le périoste du tibia, dans un cas de récidive typhique et dans un cas de pleurésie purulente, Ebermeyer (1) dans deux cas de périostites purulentes du tibia, Kamen (2) dans une méningite ayant compliqué un typhus, et, enfin, Colzi (3), Orlow (4), Muscatello (5) et Burci (6) démontrèrent expérimentalement que le bacille typhique est réellement pyogène. Lannelongue et Achard (7) disent avoir observé deux cas d'ostéomyélite aiguë dus au *diplococcus pneumoniæ*. D'autres processus suppuratifs dus au même microparasite, ont été observés par divers auteurs. En dernier lieu, j'ai déjà démontré dans un précédent travail (8), que les produits solubles des *Bacillus pseudo-œdematis maligni* sont pyogènes ; et plus haut, j'ai dit que ce parasite avait été trouvé deux fois seul dans le pus des abcès.

Les auteurs susmentionnés admettent que la voie parcourue par le *Bact. coli commune* pour arriver aux voies biliaires est celle de l'intestin. Cependant, des angiocholites peuvent être produites par le bacille du côlon par une autre voie, ainsi que le prouvent les expériences de Gilbert et Girode (9), Bignami (10), Charrin et Roger (11) et surtout celles de Gabbi (12), dans lesquelles ce dernier montre comment il est arrivé à produire, chez des lapins, une angiocholite typique en inoculant, dans la circulation, des cultures du bacille du côlon. Enfin, Gilbert et Domi-

(1) Ebermeyer, Deutsch. Archiv., vol. XLIV.

(2) Kamen, Internationaler Klinische Rundschau, 1890.

(3) Colzi, *Della suppurazione dovuta al bacillo del tifo. Atti ed Archivio della Società italiana di Chirurgia*, 1890.

(4) Orlow, Wratsch, 1890.

(5) Muscatello, *Sul potere piogeno del bacillo di Eberth. La Riforma Medica*, 1890.

(6) Burci, *Osservazioni cliniche e ricerche sperimentali sulle suppurazioni del bacillo del tifo. Archivio italiano di Clinica medica*, 1893.

(7) Lannelongue et Achard, *Un cas d'ostéomyélite à pneumocoques. Le Bulletin médical*, 1890.

(8) Roscali, *Dell'azione del veleno del Bacillus tetani associato coi prodotti di coltura di alcuni microrganismi patogeni e non patogeni. Annali dell'Instituto d'Igiene sperimentale della R. Università di Roma*, 1893.

(9) Gilbert et Girode, Communication à la Société de Biologie, 1890.

(10) Bignami, *Sull'etiologia dell'angiocolite suppurativa. Bollettino della Reale Accademia di medicina di Roma*, 1892.

(11) Charrin et Roger, *Angiocholite microbienne expérimentale. La Semaine médicale*, 1891.

(12) Gabbi (cité par Barbacci).

nici (1), injectant des cultures pures de vibrions cholériques dans le canal cholédoque de lapins, réussirent à obtenir chez ceux-ci des angiocholites et des cholécystites vraiment caractéristiques. Les voies biliaires extrahépatiques contenaient du pus riche en vibrions cholériques, et le foie était parsemé d'abcès et de foyers de nécrose.

Dans le présent cas, quoique tout me fasse croire que la cause de l'angiocholite ait été le bacille du pseudoedème malin, j'exclus toutefois l'hypothèse que ce microparasite ait pénétré dans les conduits biliaires, en parcourant la voie sanguine, par le fait que je ne l'ai pas rencontré au lieu de la fracture. Je crois que le bacille du pseudœdème malin s'est porté dans le foie par la voie de l'intestin en s'insinuant par le canal cholédoque. Le bacille du pseudoedème malin qui, comme le *Bact. coli* est un hôte sa prophyte de l'intestin de l'homme et des animaux, peut, dans des conditions déterminées, devenir virulent et se localiser dans les organes.

Dans notre cas, en effet, le bacille du pseudœdème malin, se trouvant dans un animal dont la résistance physiologique était très diminuée par la fracture compliquée et par l'intoxication chronique due à l'absorption des produits de la destruction des tissus et à celle des toxines sécrétées au lieu de la fracture par les divers microorganismes arrivés de l'extérieur, se sera facilement, par la voie du canal cholédoque, localisé dans le foie où, trouvant des conditions favorables pour son développement et pour sa multiplication (sang dans le foie sous une pression très légère et par conséquent circulation très lente dans cet organe — Ziegler (2), Cohnheim (3) — et fonctions glycogénétiques de la glande hépatique), il aura pu donner naissance aux altérations décrites plus haut. Considérant donc tout ce que je viens d'exposer, je ne crois pas dépasser les limites de la prudence en admettant que ce cas d'angiocholite était dû à une infection procédant de la voie intestinale, par suite de la pénétration dans le canal cholédoque

---

(1) GILBERT et DOMINICI, *Angiocholite et cholécystite cholériques expérimentales. La Semaine médicale*, 1894.
(2) ZIEGLER, Trattato di anatomia patologica. Napoli. 1892.
(3) COHNHEIM. Trattato di patologia generale. Napoli. 1890.

du bacille du pseudoedème malin qui est l'un des hôtes habituels de notre intestin.

La rate est augmentée de volume par hypertrophie et hyperplasie du tissu lymphoïde. On peut la considérer comme fonctionnant pour suppléer probablement à la fonction hématopoétique, affaiblie par la lésion de l'un des fémurs. On y voit beaucoup de leucocytes avec noyau pâle et qui ont tout l'aspect de se trouver dans une phase de repos. En bougeant la préparation, on voit beaucoup de noyaux de leucoblastes en cariokinèse. En certains endroits les leucoblastes sont en fragmentation, et présentent dans leurs noyaux les formes précédemment décrites, fragmentation qui, certainement, n'est pas étrangère à l'infection à laquelle a succombé l'animal. Les corpuscules rouges jeunes nucléés, montrent eux aussi la fragmentation du noyau.

Dans les reins, on constate des symptômes très marqués de stase et de nombreuses hémorrhagies parenchymateuses ; de plus, l'épithélium des tubes contournés est trouble et, en quelques points, nécrosé ; en somme, un principe de néphrite parenchymateuse. Les poumons sont profondément anémiques.

Dans la moelle du fémur fracturé il y a un détritus nucléaire, une vraie fluidification purulente, dans la proximité de la lésion. Un peu plus haut que le lieu de la fracture, il y a fragmentation des leucoblastes, des érythroblastes et des corpuscules rouges jeunes nucléés. En divers points de ces coupes on note de petites hémorrhagies. Les cellules géantes d'origine leucoblastique prédominent sur celles dues à la fusion des corpuscules rouges jeunes nucléés, et ceci est en harmonie avec la prédominance, dans cette moelle, des leucoblastes sur les autres éléments. On ne voit aucun bacille. Dans cette moelle, comme aussi dans celle du fémur non fracturé, on observe les trois phénomènes suivants : 1° disparition des aréoles de graisse ; 2° augmentation des cellules-mères ; 3° mégacariocytes en voie d'être dévorés par des leucocytes.

TABLEAU I

NUMÉRO des ANIMAUX	LÉSION PRODUITE	ONT SURVÉCU à la lésion pendant:	RÉSULTAT de L'EXAMEN ANATOMO-PATHOLOGIQUE	EXAMEN du sang DES ORGANES	EXAMEN des exsudats et du lieu DE LA FRACTURE	MICROORGANISMES isolés DU SANG DES ORGANES	MICROORGANISMES isolés DU LIEU DE LA FRACTURE	DIAGNOSTIC
Lapin 1	fracture du fémur	4 jours	Collection purulente au lieu de la fracture, congestion des organes et légère augmentation de liquide dans le péricarde et dans le péritoine.	bacilles, sauf dans le sang du cœur	bacilles	Bacterium coli commune	Baterium coli commune	Toxicémie subaiguë due au bacterium coli commune
Lapin 2	id.	id.	Pus au lieu de la fracture, congestion des organes et augmentation de liquide dans le péricarde et dans le péritoine.	bacilles sauf dans le sang du cœur	id.	id.	id.	Intoxication subaiguë due au bacterium coli commune
Lapin 3	id.	36 heures	Œdème séro-sanguinolent sous-cutané avec emphysème, sphacèle gangréneux des muscles dans la proximité du lieu de la fracture, décollement étendu de la peau par suite de production de gaz, tumeur du foie et de la rate.	bacilles allongés	bacilles allongés, courts, quelques-uns avec spores terminales et microcoques	Bacillus œdematis maligni	Bacillus œdematis maligni	Toxico-septicémie aiguë due au bacillus ædematis maligni
Lapin 4	id.	id.	id.	id.	id.	id.	id.	id.
Lapin 5	id.	id.	id.	id.	id.	id.	id.	id.
Lapin 6	id.	id.	id.	id.	id.	id.	id.	id.
Lapin 7	id.	id.	id.	id.	id.	id.	id.	id.
Lapin 8	id.	id.	id.	id.	id.	id.	Bacillus œdematis maligni, Pseudo-bacillus œdematis maligni et Pseudo-bacillus tetani	id.
Lapin 9	id.	id.	id.	id.	id.	id.	id.	id.
Lapin 10	id.	id.	id.	id.	id.	id.	Bacillus œdematis maligni, bacterium coli commune	id.
Lapin 11	id.	id.	id.	id.	id.	id.	id.	id.

TABLEAU II

NUMERO des ANIMAUX	LÉSION PRODUITE	ONT SERVICE à la lésion pendant:	RÉSULTAT de L'EXAMEN ANATOMO-PATHOLOGIQUE	EXAMEN du sang DES ORGANES	EXAMEN des exsudats et du lieu DE LA FRACTURE	MICROORGANISMES isolés DU SANG DES ORGANES	MICROORGANISMES isolés DU LIEU DE LA FRACTURE	DIAGNOSTIC
Lapin 12	fracture du fémur	36 heures	Œdème siéro-sanguinolent sous-cutané avec emphysème, sphacèle gangréneux des muscles dans la proximité du lieu de la fracture, décollement étendu de la peau par suite de production de gaz, tumeur du foie et de la rate.	bacilles allongés	bacilles allongés courts, quelques-uns avec spores terminales et microcoques	Bacillus œdematis maligni	Bacillus œdematis maligni, bacterium coli commune	Toxico-septicémie aiguë due au bacillus pseudo-œdematis maligni
Lapin 13	id.	id.	Odeur infecte de l'animal, décollement étendu de la peau, emphysème sous-cutané à grosse bulles, œdème sous-cutané, siéro-sanguinolent, gangrène des muscles abdominaux et de ceux de la cuisse du côté de la fracture, tumeur du foie et de la rate.	bacilles courts, à extrémités arrondies	microcoques et bacilles courts à extrémités arrondies	Bacillus pseudo-œdematis maligni	Bacillus pseudo-œdematis maligni, Staphylococcus pyogenes aureus	id.
Lapin 14	id.	id.	id.	id.	id.	id.	id.	id.
Lapin 15	id.	id.	id.	id.	id.	id.	id.	id.
Lapin 16	id.	48 heures	id.	id.	id.	id.	Bacillus pseudo-œdematis maligni, Staphyloc. pyogenes aureus, Staphyloc. pyogenes albus	id.
Lapin 17	id.	id.	id.	id.	id.	d.	id.	id.
Lapin 18	id.	56 heures	id.	id.	id.	id.	Bacillus pseudo-œdematis maligni, Staphyloc. pyogenes aureus, Streptodiplococcus septicus	id.
Lapin 19	id.	id.	id.	id.	id.	id.	id.	id.

Tableau III

NUMÉRO des ANIMAUX	LÉSION PRODUITE	ONT SURVÉCU à la lésion pendant:	RÉSULTAT de L'EXAMEN ANATOMO-PATHOLOGIQUE	EXAMEN du sang DES ORGANES	EXAMEN des exsudats et du lieu DE LA FRACTURE	MICROORGANISMES isolés DU SANG DES ORGANES	MICROORGANISMES isolés DU LIEU DE LA FRACTURE	DIAGNOSTIC
Lapin 20	fracture du fémur	36 heures	Odeur infecte de l'animal, décollement étendu de la peau, emphysème sous-cutané à grosse bulles, œdème sous-cutané, siéro-sanguinolent, gangrène des muscles abdominaux et de ceux de la cuisse du côté de la fracture, tumeur du foie et de la rate.	bacilles courts, à extrémités arrondies	microcoques et bacilles courts à extrémités arrondies	Bacillus pseudo-œdematis maligni	Bacillus pseudo-œdematis maligni, Staphyloc. pyogenes aureus, Streptodiplococcus septicus	Toxico-septicémie aiguë due au Bacillus pseudo-œdematis maligni
Lapin 21	id.	24 heures	Dans ce cas, on trouve la réunion des lésions causées séparément par le bacillus œdematis maligni et le bacillus pseudo-œdematis maligni.	bacilles courts et longs	bacilles courts et longs et microcoques	Bacillus œdematis maligni et Bacillus pseudo-œdematis maligni	Bacillus œdematis maligni, Bacillus pseudo-œdematis maligni et Staphylococcus pyogenes aureus	Toxico-septicémie aigue mixte due au Bacillus œdematis maligni et au Bacillus pseudo-œdematis maligni
Lapin 22	id.	id.	id.	id.	id.	id.	id.	id.
Lapin 23	id.	36 heures	Réunion des lésions causées séparément par le Bacillus œdematis maligni et le Bacillus pseudo-œdematis maligni.	id.	id.	id.	Bacillus œdematis maligni, Bacillus pseudo-œdematis maligni Bac. radiciformis et Staphylococc. pyogenes aureus	id.
Lapin 24	id.	id.	id.	id.	id.	id.	id.	id.
Lapin 25	id.	id.	id.	id.	id.	id.	id.	id.
Lapin 26	id.	id.	id.	id.	id.	id.	Bacillus œdematis maligni, Bac. pseudo-œdematis maligni, Pseudobacill. tetani, Streptodiploc. pyogenes, Bacillus radiciformis	id.

TABLEAU IV

NUMÉRO des ANIMAUX	LÉSION PRODUITE	ONT SURVÉCU à la lésion pendant :	RÉSULTAT de L'EXAMEN ANATOMO-PATHOLOGIQUE	EXAMEN du sang DES ORGANES	EXAMEN des exsudats et du lieu DE LA FRACTURE	MICROORGANISMES isolés DU SANG DES ORGANES	MICROORGANISMES isolés DU LIEU DE LA FRACTURE	DIAGNOSTIC
Lapin 27	fracture du fémur	36 heures	Réunion des lésions causées séparément par le Bacillus ædematis maligni et le Bacillus pseudo-ædematis maligni	bacilles courts et longs	bacilles courts et longs et microcoques	Bacillus ædematis maligni et Bacillus pseudo-ædematis maligni	Bacillus ædematis maligni, Bacillus pseudo-ædematis, Pseudobacill. tetani, Streptodiploc. pyogenes, Bacillus radiciformis	Toxico - septicémie aiguë mixte due au Bacillus ædematis maligni et au Bacillus pseudo-ædematis maligni
Lapin 28	id.	id.	id.	id.	id.	id.	id.	id.
Lapin 29	id.	id.	id.	id.	id.	id.	id.	id.
Lapin 30	id.	id.	id.	id.	id.	id.	id.	id.
Lapin 31	id.	24 heures	Prédominence des lésions dues au Bacillus ædematis maligni.	bacilles long et microcoques	bac. longs et microcoques et bacilles à extrémités arrondies et courts	Bacillus ædematis maligni et Streptodiploc. septicus	Bacillus ædematis maligni, Bac. pseudo-ædematis maligni et Streptodiplococcus septicus	Toxico - septicémie aiguë mixte due au Bac. ædematis maligni et au Streptodiploc. septicus
Lapin 32	id.	id.	id.	id.	id.	id.	id.	id.
Lapin 33	id.	25 jours	Injection des vaisseaux cutanés. collection purulente au lieu de la fracture. hyperhémie des vaisseaux du péritoine.	rien	bacilles et microcoques	Bacillus pseudo-ædematis maligni, Staphyloc. pyogenes aureus de la rate.	Bacillus pseudo-ædematis maligni, Staphyloc. pyogenes aureus	Hépatite interstitielle avec dégénérescence graisseuse des cellules parenchymateuses et intoxication chronique par les prod. du Bac. pseudo-ædematis maligni et du Staphyloc. pyogenes aureus
Lapin 34	id.	id.	id.	id.	id.	id.	id.	id.

TABLEAU V

NUMÉRO des ANIMAUX	LÉSION PRODUITE	ONT SERVICE à la lésion pendant :	RÉSULTAT de L'EXAMEN ANATOMO-PATHOLOGIQUE	EXAMEN du sang DES ORGANES	EXAMEN des exsudats et du lieu DE LA FRACTURE	MICROORGANISMES isolés DU SANG DES ORGANES	MICROORGANISMES isolés DU LIEU DE LA FRACTURE	DIAGNOSTIC
Lapin 35	fracture du fémur	10 jours	Collection purulente au lieu de la fracture, périostite et ostéomyélite suppurative, amaigrissement de l'animal, adénite suppurative des glandes inguinales au lieu de la lésion.	rien	microcoques et bacilles	Bacillus pseudo-œdematis maligni isolé du foie et de la rate.	Bacillus pseudo-œdematis maligni. Streptodiplococcus septicus	Toxicémie chronique due au Bacillus pseudo-œdematis maligni
Lapin 36	id.	12 jours	id.	id.	id.	id.	Bacillus pseudo-œdematis maligni. Staphyloc. pyogenes aureus	id.
Lapin 37	id.	id.	id.	id.	id.	id.	id.	id.
Lapin 38	id.	18 jours	id.	bacil. courts à extrémités arrondies	id.	id.	Bacillus pseudo-œdematis maligni	id.
Lapin 39	id.	6 jours	id.	id.	id.	id.	Bacillus pseudo-œdematis maligni. Staphyloc. pyogenes aureus, Bacillus radiciformis	id.
Lapin 40	id.	id.	Collection purulente au lieu de la fracture, périostite et ostéomyélite suppurative, amaigrissement de l'animal, adénite suppurative des glandes inguinales du côté du fémur lésé.	id.	id.	id.	id.	id.
Lapin 41	id.	9 jours	id.	rien	id.	id.	Bacillus pseudo-œdematis maligni, Staphyloc. pyogenes aureus, Staphyloc. pyogenes albus	id.
Lapin 42	id.	id.	id.	id.	id.	id.	id.	id.

NUMÉRO des ANIMAUX	LÉSION PRODUITE	ONT SURVÉCU à la lésion pendant:	RÉSULTAT de L'EXAMEN ANATOMO-PATHOLOGIQUE	EXAMEN du sang DES ORGANES	EXAMEN des exsudats et du lieu DE LA FRACTURE	MICROORGANISMES isolés DU SANG DES ORGANES	MICROORGANISMES isolés DU LIEU DE LA FRACTURE	DIAGNOSTIC
Lapin 43	fracture du fémur	26 jours	Amaigrissement de l'animal, périostite suppurative et ostéomyélite suppurative de la moelle du fémur fracturé, ostéite ossifiante, organes en stase, thromboses du cœur droit et abcès métastatiques dans les poumons.	bacilles courts à extrémités arrondies seulement dans le pus des métastases. Dans le sang des org. aucun micro-organisme, rien	bacilles courts à extrémités arrondies	Bacillus pseudo-œdematis maligni, isolé seulement du pus des métastases	Bacillus pseudo-œdematis maligni	Pyoémie et pneumonie
Lapin 44	id.	29 jours	Périostite et ostéomyélite suppurative du fémur fracturé et nécrose des moignons, épaississement de la diaphyse fémorale fracturée par ostéite condensante, thrombose de la veine cave à son point d'entrée dans l'atrium droit.		microcoques et bacilles	Bacillus pseudo-œdematis maligni, seulement de la rate	Bacillus pseudo-œdematis maligni, Staphyloc. pyogenes aureus	Thromboses
Lapin 45	id.	39 jours	Périostite et myélite suppurative et ostéite ossifiante de la diaphyse du fémur fracturé, organes en stase, thrombose de la veine cave à son point d'entrée dans le ventricule droit, lymphadénite des glandes intrapéritonéales consécutive à une lymphadénite et à une lymphangioite des glandes extra-péritonéales.	id.	id.	id.	Bacillus pseudo-œdematis maligni, Staphyloc. pyogenes aureus et Strepto-diplococc. septicus	id.

TABLEAU VII

NUMÉRO des ANIMAUX	LÉSION PRODUITE	ONT SURVÉCU à 'a lésion pendant :	RÉSULTAT de L'EXAMEN ANATOMO-PATHOLOGIQUE	EXAMEN du sang DES ORGANES	EXAMEN des exsudats et du lieu DE LA FRACTURE	MICROORGANISMES isolés DU SANG DES ORGANES	MICROORGANISMES isolés DU LIEU DE LA FRACTURE	DIAGNOSTIC
Lapin 46	fracture du fémur	7 jours	Périostite et ostéomyélite suppurative, nécrose de la moelle et des extrémités du fémur fracturé : péritonite fibrino-purulente av. abondants coagulums de fibrine adhérents au péritoine viscéral entérite av. traces d'ulcérations des plaques de Peyer, lymphadénite et lymphangioïte des vaisseaux et des glandes lymphatiques extrapéritonéales et intrapéritonéales, hypertrophie des glandes mésentériques, org. en stase, tuméfaction de la rate et endocardite ulcéreuse de la valvule du cœur gauche.	rien	microcoques et bacilles	Bacterium coli commune isolé des fragments du foie, de la rate, des reins et de l'exsudat péritonéal	Bacterium coli commune, Staphylococcus pyogenes aureus	Péritonite fibrino - purulente due au Bacterium coli commune
Lapin 47	id.	11 jours	Périostite et ostéomyélite suppurative, nécrose de la moelle et des extrémités du fémur fracturé : vaste suppuration au lieu de la fracture et du tissu connectif sous-cutané : lymphadénite et lymphangioïte des glandes et vaisseaux inguinaux extrapéritonéaux et intrapéritonéaux, péritonite fibrino-purulente avec abondant coagulum de fibrine adhérents au péritoine viscéral, entérite avec traces d'ulcérations des plaques de Peyer, hypertrophie des glandes mésentériques, org. en stases, tuméfaction de la rate endocardite ulcéreuse des valvules cardiaques 'u cœur gauche.	id.	id.	id.	Staphylococcus pyogenes aureus, Bacillus radiciformis	Péritonite fibrino - purulente due au Bacterium coli commune

TABLEAU VIII

NUMÉRO des ANIMAUX	LÉSION PRODUITE	ONT SURVÉCU à la lésion pendant:	RÉSULTAT de L'EXAMEN ANATOMO-PATHOLOGIQUE	EXAMEN du sang DES ORGANES	EXAMEN des exsudats et du lieu DE LA FRACTURE	MICROORGANISMES isolés DU SANG DES ORGANES	MICROORGANISMES isolés DU LIEU DE LA FRACTURE	DIAGNOSTIC
Lapin 48	fracture du fémur	11 jours	Périostite et ostéomyélite suppurative et ostéite condensante du fémur fracturé, catarrhe et hyperhémie de la muqueuse gastrique graves, entérite ulcéreuse de tout l'intestin, ulcération de caractère nécrotique et tendante à devenir perforante, des follicules agminés de la partie ultime du duodénum, des plaques de Peyer et des follicules solitaires du jéjunum et de l'iléon, hémorragies multiples de la scléreuse intestinale, très étendues par places et ayant le caractère d'épanchements sanguins, hypertrophie des glandes lymphatiques axillaires et inguinales du côté du fémur fracturé et des glandes mésentér., org. en stase, anémie de l'aorte.	rien	microcoques et bacilles	Bacterium coli commune isolé des exsudats des ulcérations intestinales, aucun microorganisme dans le sang des organes.	Bacillus pseudo-œdematis maligni, Streptodiplococcus septicus, Staphylococcus pyogenes aureus	Entérite ulcéreuse due au bacterium coli commune
Lapin 49	id.	16 jours	Péritonite et ostéomyélite suppurative et ostéite ossifiante du fémur fracturé, catarrhe et hyperhémie de la muqueuse gastrique, entérite ulcéreuse, nombreuses ulcérations, tr. vastes en superficie et peu en profondeur dans le jéjunum, six ulcérations recouvertes de croûtes très adhérentes dans l'iléon, scléreuse intestinale fortement hémorragique, hypertrophie des glandes mésentériques, organes en stase, anémie de l'aorte.	id.	id.	id	Bacillus pseudo-œdematis maligni, Staphyloc. pyogenes albus, Staphylococcus pyogenes aureus	Entérite ulcéreuse due au Bacterium coli commune

NUMÉRO des ANIMAUX	LÉSION PRODUITE	ONT SURVÉCU à la lésion pendant:	RÉSULTAT de L'EXAMEN ANATOMO-PATHOLOGIQUE	EXAMEN du sang DES ORGANES	EXAMEN des exsudats et du lieu DE LA FRACTURE	MICROORGANISMES isolés DU SANG DES ORGANES	MICROORGANISMES isolés DU LIEU DE LA FRACTURE	DIAGNOSTIC
Lapin 50	fracture du fémur	7 jours	Collection purulente au lieu de la fracture, énorme hypertrophie splénique, organes anémiques, spécialement les poumons.	rien	microcoques et bacilles	Bacterium coli commune isolé de la rate, aucun microorganisme dans le sang des organes.	Bacterium coli commune	Toxicémie due au Bacterium coli commune, embolie splénique avec fortes hémorrhagies sous-capsulaires et hypertrophie
Lapin 51	id.	9 jours	Collection purulente au lieu de la fracture, hypertrophie de la rate, environ sept fois aussi grosse que normalement, organes anémiques.	id.	id.	Bacterium coli commune isolé de la rate, aucun microorganisme dans le sang des organes.	Bacterium coli commune, Staphylococc. pyogenes aureus, Staphyloc. pyogenes albus	id.
Lapin 52	id.	id.	Collection purulente au lieu de la fracture, anémie des organes.	id.	id.	id.	Bacterium coli commune, Streptodiploc. pyogenes	Toxicémie due au Bacterium coli commune, embolie et hypertrophie spléniques avec grandes hémorrhagies sous-capsulaires
Lapin 53	id.	10 jours	id.	id.	id.	id.	Bacterium coli commune	

TABLEAU X

NUMÉRO des ANIMAUX	LÉSION PRODUITE	ONT SURVÉCU à la lésion pendant :	RÉSULTAT de L'EXAMEN ANATOMO-PATHOLOGIQUE	EXAMEN du sang DES ORGANES	EXAMEN des exsudats et du lieu DE LA FRACTURE	MICROORGANISMES isolés DU SANG DES ORGANES	MICROORGANISMES isolés DU LIEU DE LA FRACTURE	DIAGNOSTIC
Lapin 54	fracture du fémur	20 jours	Périostite et ostéomyélite suppurative du fémur fracturé et ostéite condensante avec nécrose des extrémités fracturées et sténose partielle du canal médullaire, arthrosynovite sléro-fibrino-purulente de l'articulation coxofémorale et arthrosynovite purulente de l'articulation tibio-fémorale du côté du fémur fracturé, angiocholite suppurative, brides de tissu connectif allant de toute la surface du foie aux organes abdominaux et au péritoine pariétal brides dues à un tissu connectif jeune, tirant son origine de l'organisation des leucocytes provoquée par un processus de péritonite guéri survenu à la suite de la propagation de la suppuration des voies biliaires du foie au péritoine, cholécystite suppurative, suppuration avec dilatation du canal cholédoque, hypertrophie de la glande hépatique, hypertrophie de la rate et stase dans les organes.	quelques bacilles dans le pus des abcès des voies biliaires et rien dans le sang des organes	microcoques et bacilles	Bacillus pseudo-œdematis maligni dans le pus des conduits biliaires et rien dans le sang des organes	Pseudobacillus œdematis maligni, Staphylococcus pyogenes aureus	Angiocolite suppurative due au Bacillus pseudo-œdematis maligni

XVII

Considérations sur les résultats obtenus

Des tableaux annexés il résulte : que de 54 lapins porteurs de fractures compliquées du fémur, 54 sont morts à la suite d'infections dues à la pénétration dans l'organisme, par l'endroit de la fracture, de germes pathogènes. Quelquefois, les infections ont procédé, non du lieu de la lésion, mais de l'intestin, ainsi qu'il a été dit. Les infections observées ont été *aiguës*, *subaiguës* ou *chroniques*. Les infections aiguës, comme aussi les infections chroniques ont été *simples* ou *mixtes*.

Les infections *aiguës simples* ont été au nombre de 18; 8 dues à la présence du *Bacillus pseudo-œdematis maligni* et 10 dues à celle du *Bacillus œdematis maligni*.

Les infections *aiguës mixtes* ont été observées 12 fois : deux fois elles étaient dues à la présence simultanée du *Bacillus œdematis maligni* et du *Streptodiplococcus septicus* et 10 fois à la réunion du *Bacillus œdematis maligni* et du *Bacillus pseudo-œdematis maligni*.

Les cas *chroniques simples*, ayant suivi une fracture compliquée, sont au nombre de 20, répartis comme suit : 8 cas de toxicémie dus au *Bacillus pseudo-œdematis maligni*; 1 cas de pyohémie dû au *Bacillus pseudo-œdematis maligni*; 2 cas de thrombose au lieu d'entrée de la veine cave dans le cœur droit dus à une infection par le *Bacillus pseudo-œdematis maligni*; 2 cas de péritonite séro-fibrineuse purulente provoqués par le *Bacillus coli communis*; 2 cas d'entérite ulcéreuse très grave dus au *Bacterium coli commune*; 1 cas d'angiocholite suppurative causée par le *Bacillus pseudo-œdematis maligni*, et, finalement, 4 cas de toxicémie accompagnée, chez deux animaux spécialement, d'hypertrophie splénique très considérable, en suite d'infection par le *Bacterium coli commune*.

Deux cas, seulement, d'infection *chronique mixte* ont été observés à la suite de fracture compliquée du fémur; les deux étaient dus à la présence simultanée, dans la rate et au lieu de la lésion, du *Bacillus pseudo-œdematis maligni* et du *Staphylococcus pyogenes aureus.*

J'ai classé, enfin, comme morts d'*infections subaiguës*, les animaux ayant survécu à la fracture du fémur, pas moins de 3 jours et pas plus de 5 jours. Deux cas d'infection subaiguë ont été notés, dus à une toxicémie par les produits de sécrétion du *Bacterium coli commune.*

Ainsi que je l'ai dit au début de ce travail, je n'ai considéré comme facteurs étiologiques des infections observées, que les microorganismes que j'ai pu isoler du sang des organes ou des terrains nutritifs ensemencés avec des fragments d'organe, et non pas ceux que j'ai pu isoler des collections purulentes, rencontrées à l'endroit de la fracture, ou des exsudats sous-cutanés, ou des milieux de culture ensemencés avec des fragments de la moelle du fémur fracturé, et ceci pour éviter l'erreur dans laquelle je serais certainement tombé si j'avais agi différemment, du moment que l'on devait s'attendre à rencontrer au lieu de la fracture, des microorganismes en grand nombre, ce qui a eu lieu, en effet, en raison de la communication existant entre les tissus lésés et l'air extérieur.

Si l'on jette un coup d'œil sur la colonne intitulée : « microorganismes isolés du lieu de la fracture » dans les tableaux, on voit, en effet, clairement que l'on en a très fréquemment isolé de nombreuses variétés de germes que l'on n'a pas retrouvées dans les organes de l'animal ; 13 fois, seulement, les germes isolés du sang ou de fragments d'organes ont été retrouvés seuls au lieu de la lésion. Dans les 41 autres cas, on a pu isoler du lieu de la fracture, en outre du microorganisme vraiment cause de l'infection, beaucoup d'autres parasites, appartenant quelquefois même à des espèces non pathogènes.

Les microorganismes isolés du lieu de la fracture sont : le *Bacillus coli communis*, le *Bacillus œdematis maligni*, le *Bacillus pseudo-œdematis maligni*, le staphylocoque pyogène doré, le staphylocoque pyogène blanc, le *Streptodiplococcus septicus* et le *Streptodiplococcus pyogenes*, et, en fait d'espèces non pathogènes, le *Bacillus radiciformis*, le *Pseudo-bacillus tetani* et le *Pseudo-bacillus œdematis maligni*. Parmi les microorganismes pathogènes qui n'ont jamais été rencontrés dans les organes de lapins morts de fracture compliquée, soit seuls, soit associés à d'autres germes, se trouvent le staphylocoque pyogène blanc et le *Streptodiplococcus pyogenes*.

Ces microorganismes trouvés à l'endroit de la fracture, soit les pathogènes, soit les non pathogènes, ont-ils exercé quelque influence sur le cours des infections observées ? Ils auront certainement eu pour action de rendre l'infection plus grave, dans ce sens qu'ils auront affaibli l'organisme en lui faisant absorber des toxines multiples. Les espèces pathogènes auront contribué à l'intoxication de l'animal par la sécrétion de leurs produits, et elles auront également, par leurs toxines, contribué à modifier la nature du protoplasme des espèces saprophytes, de manière à faire acquérir aux produits de ces dernières des facultés toxiques. A cette hypothèse de la modification du protoplasme des espèces non pathogènes, je puis joindre, par analogie, les faits observés par Sanfelice (1) et par moi (2) en faisant végéter pendant quelque temps des espèces saprophytes sur des terrains imprégnés de la toxine du *Bacillus tetani*.

Dans les tableaux sus-mentionnés on rencontre fréquemment les mots de *toxi-septicémie*; pour que nous n'ayons pas à être dans l'incertitude au sujet du sens que je donne à cette expression, je dirai par quelles raisons j'ai été conduit à choisir ce terme pour les infections causées par le *Bacillus œdematis maligni* et le *Bacillus pseudo-œdematis maligni*. Tant le *Bacillus œdematis maligni* que le *Bacillus pseudo-œdematis maligni*, ne peuvent être considérés comme facteurs de septicémie dans le vrai sens du mot. Lorsqu'on fait l'autopsie des animaux ayant succombé aux suites de l'infection due à ces deux microparasites immédiatement après la mort, on trouve les bacilles de l'œdème malin et ceux du pseudo-œdème malin en quantité véritable-

---

(1) Sanfelice, Sulla tossicità degli anaerobi del terreno. *Annali dell'Instituto d'Igiene sperimentale della R. Università di Roma*, 1892.

(2) Roncali Dell' azione del veleno del Bacillus tetani associato coi prodotti di coltura di alcuni microorganismi patogeni e non patogeni. *Annali dell' Istituto d'Igiene sperimentale della R. Università di Roma et Bollettino della Società di Naturalisti in Napoli*, 1893. — *Id.*, Sopra la terapia dell' infezione difterica coll' antidifterina Roux. *Il Policlinico*, 1895.

ment énorme dans l'œdème sous-cutané, et en très petit
nombre, ou même presque absents, dans le sang des organes.
Le sang n'est envahi par les microorganismes, causes de
ces infections, que 6 ou 8 heures après la mort de l'animal.
Si l'autopsie se fait plus tard, on constate que les bacilles
augmentent de nombre dans le sang d'heure en heure, et
lorsqu'il s'agit d'une infection produite par le *Bacillus
œdematis maligni*, on voit que les éléments bacillaires ont
assumé dans le sang des formes très allongées, qui vont
quelquefois jusqu'à prendre toute la longueur du champ du
microscope, formes allongées que ce bacille ne revêt jamais
dans l'œdème sous-cutané et pendant la vie de l'animal.

Ce fait indiquerait que le *Bacillus œdematis maligni*
n'envahit la circulation qu'après la mort de l'animal. Un
autre microparasite se comporte d'une façon identique aux
deux bactéries sus-nommées, en tant qu'il n'envahit pas le
sang de l'animal pendant la vie, tandis qu'il s'y rencontre
en très grand nombre, quelques heures après la mort ; c'est
le *Bacillus anthracis symptomatici*.

En outre de ces faits, qui me paraissent suffire pour
m'autoriser à employer le terme que j'ai choisi pour désigner
l'infection produite par le *Bacillus œdematis maligni* et par
le *Bacillus pseudo-œdematis maligni*, on peut faire valoir
encore une autre considération. Aujourd'hui on sait, par
de nombreuses expériences, que toutes les infections sont
liées à la présence, dans la circulation et dans les tissus,
des produits toxiques des microorganismes qui ont infesté
l'organisme. Partant de ce principe fondamental, on com-
prendra facilement qu'il ne puisse y avoir, en pathologie,
de processus septicémique, c'est-à-dire qu'il ne puisse y
avoir de vie et de végétation d'un microorganisme, sans
que l'on constate en même temps un processus toxicémique,
c'est-à-dire sans qu'il y ait sécrétion de produits toxiques de
la part de ces microorganismes qui vivent et végètent dans
le sang de l'organisme qu'ils ont envahi.

Quand un microorganisme vit et végète dans un organisme, le seul fait de sa vie et de sa végétation doit, nécessairement, entraîner l'élaboration de produits particuliers :
les toxines ; lesquelles, en s'accumulant dans l'organisme,
et n'étant pas neutralisées par des antitoxines, doivent ainsi

nécessairement produire la mort de l'animal par intoxication, d'où le processus toxicémique. De ces faits on peut déduire que la conception d'une septicémie est impossible, sans que l'on admette en même temps une toxicémie. Le fait inverse ne se produit pas, attendu qu'un processus toxicémique peut se produire sans qu'une septicémie existe en même temps, l'infection due au *Bacillus tetani* nous en offre un exemple classique. Ainsi, *toute septicémie est en même temps une toxicémie, mais toute toxicémie n'est pas toujours une septicémie.*

Dans les infections produites par le *Bacillus pseudo-œdematis maligni*, le premier fait qui saute aux yeux est le suivant : que le même microorganisme, pénétrant par la même voie, chez un animal de la même espèce, abstraction faite des cas dans lesquels l'intestin a été la voie d'entrée, le tue, tantôt par un processus aigu, tantôt par un processus chronique. Il est connu que lorsqu'on inocule des infusions de terre contenant le *Bacillus pseudo-œdematis maligni*, la mort des lapins survient constamment, après 24 et 36 heures.

Comment se fait-il, qu'un même microorganisme se comporte aussi différemment? Il faut recourir à deux hypothèses pour expliquer ce fait: ou bien l'existence d'une forme très virulente, tuant en 24 à 36 heures, et en même temps, celle d'une forme atténuée qui n'acquiert sa virulence qu'après avoir passé un certain temps dans l'organisme animal ; ou bien l'existence d'une seule variété du bacille du pseudo-œdème malin, toujours virulente, mais tuant avec des symptômes aigus ou chroniques, proportionnellement au nombre des individus ayant pénétré dans l'organisme, et suivant que les microorganismes ont choisi la voie sanguine ou la voie lymphatique pour infecter l'organisme. J'exclus la première hypothèse, et j'admets la seconde en me basant sur les faits suivants:

Toutes les fois que les lapins porteurs d'une fracture compliquée ont été tenus au jardin, ils sont toujours morts d'infection aiguë due, ou au *Bacillus œdematis maligni* ou au *Bacillus pseudo-œdematis maligni ;* ou d'infection mixte aiguë, causée par ces deux microorganismes ensemble, ou causée par l'action des mêmes microorganismes joints à d'autres. Au contraire, tous les lapins tenus éloignés de la surface de la terre ont succombé, quand leur mort était due à l'action du bacille du pseudo-œdème malin, à une infection à caractère essentiellement chronique ou subaiguë. La raison de ce phénomène doit nécessairement être recherchée dans le fait que le *Bacillus pseudo-œdematis maligni* étant très nombreux dans la terre, la pénétration d'un peu de terre dans une plaie fortement vascularisée comme la moelle des os, entraîne l'envahissement de la circulation par un grand nombre d'individus appartenant à cette espèce bactérienne, et, comme résultat, l'infection et la mort par toxico-septicémie en très peu de temps. Quand, au contraire, la plaie n'est infectée que par peu de bacilles du pseudo-œdème malin, ceux-ci envahissent le système lymphatique, et s'y multiplient (ainsi qu'on l'a vu dans la moelle du fémur fracturé des animaux morts d'infection chronique, dans laquelle les bacilles du pseudo-œdème malin se rencontraient dans les espaces lymphatiques du tissu), et, dans ces cas, le bacille donne, pour ainsi dire, toujours lieu à une toxicémie à cours chronique, plutôt qu'à une toxico-septicémie aiguë.

Dans les affections chroniques et subaiguës, le *Bacillus pseudo-œdematis maligni* ne produit jamais d'œdème sous-cutané; il ne se trouve, pour ainsi dire, jamais dans le sang du cœur ou des poumons, et rarement dans celui du foie et des reins ; on le rencontre plus fréquemment dans la rate, mais, dans cet organe, également, son invasion doit être attribuée à un phénomène *post mortem*. Le *Bacillus pseudo-œdematis maligni* se trouve dans les coupes de la moelle fracturée des lapins morts par infection chronique localisé au lieu qui lui a donné entrée, où il se trouve disposé en groupes de chaînettes assez caractéristiques, entre les faisceaux conjonctifs du stroma, et souvent au milieu des espaces lymphatiques, mais on peut aussi le rencontrer dans les espaces veineux, tandis que, dans les organes, lorsqu'il s'y trouve, ce qui est fort rare, il se rencontre aussi dans les vaisseaux sanguins, plus souvent dans les vaisseaux lymphatiques.

Toutes les fois que j'ai inoculé des lapins ou des cobayes avec des cultures pures du bacille du pseudo-œdème malin, isolé des collections purulentes formées au lieu de la fracture

7

des lapins morts d'infection chronique causée par le bacille
du pseudo-œdème malin, je les ai constamment vu mourir
après 24 à 36 heures d'infection due au bacille du pseudo-
œdème malin, avec les symptômes caractéristiques de cette
toxi-septicémie. Me fondant sur ces observations, je crois
qu'il n'y a pas lieu de parler de deux variétés de bacilles
du pseudo-œdème malin, et que ce microorganisme peut tuer
les animaux par infection aiguë ou chronique, selon la
quantité plus ou moins grande de bacilles qui pénètrent
dans l'organisme animal.

Que le nombre des microorganismes n'est pas indif-
férent dans la genèse des maladies, ceci est démontré par
de nombreuses expériences. Fehleisen (1) expérimentant
avec des cultures de diverses espèces pyogènes, a vu
qu'en inoculant de petites doses on n'avait point d'effets,
tandis qu'avec de grandes quantités, on provoquait des
abcès et des septicémies. Passet (2) a observé qu'en injectant à des lapins 1 centimètre cube de gélatine liquéfiée par le
staphylocoque pyogène doré, on obtenait un petit abcès au
point d'inoculation ; quand, au contraire, on en inoculait
5 centimètres cubes, les animaux mouraient de septicémie
après 12 à 18 heures. Passet a constaté, en outre, qu'en
injectant 1 à 2 gouttes de culture mixte sur gélatine du staphylocoque pyogène doré et du staphylocoque pyogène
blanc dans la jugulaire d'un lapin, on n'obtenait rien,
tandis qu'en injectant de 5 centigrammes à un gramme, on
provoquait la mort des animaux avec foyers suppuratifs
multiples dans les organes, épanchements dans les cavités
séreuses, abcès musculaires et synovites purulentes.

Sanfelice a eu des résultats identiques en expérimentant
avec le *Bacillus tetani*, le *Bacillus œdematis maligni* et
le *Bacillus anthracis symptomatici*. Se servant de spores
du bacille de l'œdème malin crûes sur gélatine ou agar,
de même âge et ayant végété à une même température
et les chauffant, les unes, une minute à 100 degrés, et les
secondes 5 minutes à 100 degrés, il a constaté : que les

(1 FEHLEISEN, Zur Aetiologie der Eiterung. *Arbeiten aus der chirurgischen
Klinik der K. Universität*, 1887.

(2) PASSET, Ueber die Aetiologie und Therapie des Impetigo, des Furunkels
und der Sykosis. Monatschrift für prakt. Dermatologie, 1887.

cobayes inoculés avec les spores sur gélatine ainsi trai-
tées survivaient à l'inoculation, tandis que ceux inoculés
avec les spores crûes sur agar et chauffées 5 minutes à
100 degrés mouraient avec tous les symptômes de l'infection causée par le *Bacillus œdematis maligni*.

On dirait que les spores du bacille de l'œdème malin
crûes sur gélatine sont moins résistantes, et que la chaleur
les a tuées pour cela, tandis que celles ayant poussé sur
agar seraient plus résistantes et restées, par conséquent, en
vie. Ceci, toutefois, n'est pas exact, car on a pu constater que les spores crûes sur gélatine et chauffées à
100 degrés pendant une minute sont encore vivantes, lorsqu'on les transplante sur un nouveau milieu nutritif au
lieu de les inoculer à des cobayes. De quoi dépend donc
ce mode de se comporter diversement dans le corps de
l'animal des spores du *Bacillus œdematis maligni* crûes
dans la gélatine et de celles crûes sur agar ? Il dépend de
ce que « les spores des bacilles de l'œdème malin contenues dans les cultures sur gélatine sont moins nombreuses
que dans l'agar, fait qui s'explique facilement si l'on se
rappelle que le bacille de l'œdème malin se développe
rapidement dans la gélatine, en la liquéfiant rapidement
aussi, ce qui marque un arrêt de développement chez ce
microorganisme. Or, ceci n'a pas lieu dans l'agar (1) ».

Sanfelice, démontre encore qu'il s'agit bien ici d'une
question de *nombre des spores*. Si, d'une culture sur
gélatine du *Bacillus œdematis maligni* chauffée pendant
1 minute à 100 degrés, on prend une quantité égale à celle
inoculée d'abord au cobaye ayant survécu, et qu'on l'inocule à un autre cobaye en même temps que de l'acide lac-
tique, on obtient la mort de l'animal par toxicémie due au
Bacillus œdematis maligni. Sanfelice a observé les mêmes
faits pour le *Bacillus tetani* et le *Bacillus anthracis symptomatici*. Avant Sanfelice, j'ai, moi-même, vu des faits
analogues dans l'infection due au *Bacillus tetani* et au
Bacillus pseudo-œdematis maligni, et j'étais arrivé à la con-

____

(1) SANFELICE, Sulla influenza degli agenti fisico-chimici sugli anaerobi patogeni del terreno. *Annali dell' Instituto d'Igiene sperimentale della R. Università di Roma*, 1893.

clusion : *que pour que l'infection tétanique se produise,
il est nécessaire que les spores tétaniques pénètrent dans
l'organisme animal en nombre tel qu'elles puissent sortir
victorieuses de leur lutte avec l'organisme envahi ; en effet,
quand ces spores pénètrent en petit nombre dans le corps,
elles sont détruites par la réaction à laquelle l'organisme
attaqué a recours pour se défendre* (1).

Quant à ces réactions, on sait aujourd'hui que ce sont :
les *propriétés antitoxiques* du sérum de sang et des sucs
des tissus, ainsi que le *pouvoir phagocytaire* dont sont
doués les éléments fixes et mobiles de l'organisme. Je ne
discuterai pas ici si ce sont plutôt les antitoxines que les
phagocytes qui exercent cette action, vu que cela m'en-
traînerait trop loin ; ce qui est certain, c'est que ce fait est
tellement évident qu'aujourd'hui personne ne saurait le
mettre en doute. Il n'est pas improbable que l'action des
antitoxines se produit simultanément avec celle des phagocytes dans l'organisme envahi par des parasites.

Dans l'action de l'immunité, l'école française ne veut
pas voir autre chose que l'action des leucocytes, et elle
explique la production de l'immunité à la suite d'injections
de sérums antitoxiques, de la manière suivante : le sérum
antitoxique agirait comme un stimulant sur les phagocytes, en les rendant insensibles à l'action du virus sécrété
par le microorganisme envahisseur. Roux (2) et Metchnikoff (3), sont les plus ardents défenseurs de la théorie
phagocytaire. Gabritchewsky (4), étudiant le mécanisme
de l'action de l'antidiphtérine dans l'organisme, arriva à
conclure que le sérum antidiphtéritique serait un stimulant
pour les phagocytes qui, grâce à celui-ci, acquerraient
une certaine insensibilité à l'action de la toxine du *Bacillus diphteriæ* et deviendraient capables d'englober ces
bacilles et de les détruire.

(1) Roncali, Contributo allo studio dell' infezione tetanica sperimentale
negli animali. *La Riforma medica*, 1893.
(2) Roux et Martin, Contribution à l'étude de la diphtérie. *Annales de
l'Institut Pasteur*, 1894.
(3) Metchnikoff, L'état actuel de la question de l'immunité. *Annales de
l'Institut Pasteur*, 1894.
(4) Gabritchewsky, Du rôle des leucocytes dans l'infection diphtéritique.
Annales de l'Institut Pasteur, 1894.

Récemment, Buchner (1) a modifié ses théories sur l'immunité et a admis que le pouvoir bactéricide du sang est dû, par-dessus tout, aux leucocytes qui sécrètent les *alexines*, capables de détruire les microbes. Selon Buchner, alors qu'à l'occasion d'un processus infectieux, une inflammation s'est produite avec accumulation considérable de leucocytes, l'action de ces cellules consisterait non seulement dans l'englobement des microgermes morts, mais aussi, avant tout, dans la sécrétion du liquide microbicide.

Que ces réactions dont dispose l'organisme contre les microbes envahisseurs soient l'œuvre des antitoxines ou des phagocytes ou des deux ensemble, il reste comme principe fondamental : *que toutes les infections sont subordonnées au nombre de germes qui pénètrent dans le corps.* Dans le cours que j'ai professé sur les infections chirurgicales à l'Université de Cagliari, dans le semestre 1893-94, j'avais conclu, en parlant du mécanisme de l'action des germes sur la production des maladies : *que toutes les fois qu'un microorganisme pathogène quelconque pénètre dans l'organisme animal, il est absolument nécessaire qu'à son état de virulence, c'est-à-dire à sa faculté de vivre et de se multiplier dans les tissus, corresponde un nombre d'individus tel qu'ils puissent avec certitude sortir vainqueurs de la lutte acharnée qu'entreprend l'organisme envahi pour se débarrasser de son action nocive en se servant des propriétés antitoxiques de son sérum sanguin et des sucs de ses tissus, ainsi que des propriétés phagocytaires de ses éléments cellulaires.*

Parlons maintenant des lésions principales que j'ai constatées chez les animaux morts de fractures compliquées. Laissant de côté les animaux morts de processus aigus, qui sont en plus grand nombre, et chez lesquels, à l'exception d'une infiltration leucocytaire des différents organes et de la présence de microorganismes dans ceux-ci, il n'y avait rien de marquant à noter, j'examinerai les lésions les plus

---

(1) Buchner. Münch. med. Wochenschrift, 1894.

marquées que j'ai observées chez les animaux ayant succombé à des processus subaigus ou chroniques.

Les organes les plus atteints, abstraction faite de la moelle du fémur fracturé, dans laquelle se trouvaient les lésions les plus graves, étaient : en premier lieu le foie, puis l'intestin, les reins, la rate, le poumon et le cœur. Je ne m'arrêterai pas aux autres organes, dans lesquels les altérations rencontrées n'étaient pas telles qu'elles méritassent la peine d'en reparler ici.

Dans le foie, de vastes et vraiment importantes lésions furent fréquemment observées, telles que des cas de *dégénérescence graisseuse de la plus grande partie du tissu hépatique*, d'*hépatites interstitielles*, de *dégénérescence graisseuse avec nécroses de vastes aires du tissu de la glande*, de *suppuration de tout le système biliaire de l'organe*, c'est-à-dire de vraies *angiocholites* et d'*hémorragies interstitielles et parenchymateuses* de diverse gravité. Cette grande susceptibilité de la glande hépatique à s'enflammer, et cette prédilection particulière des microorganismes pour le foie doivent, selon moi, s'expliquer la première, par le système circulatoire particulier appartenant à cet organe, la seconde par le fait que les germes trouvent peut-être dans le foie une nourriture plus appropriée à leur vie et à leur évolution que dans n'importe quel autre organe ; nourriture qui contribue peut-être aussi à augmenter leur pouvoir pathogène.

Il est connu que, dans le foie, grâce à son système particulier de vascularisation, la circulation s'effectue beaucoup plus lentement que dans les autres organes, fait qui permet aux germes qui se sont introduits dans cet organe, d'y vivre et de s'y multiplier sans craindre d'être emmenés par la rapidité du courant. Cette lenteur de la circulation doit faciliter aux germes leur localisation en des parties déterminées de l'organe. Quant à la nourriture plus appropriée que les germes trouveraient dans le foie et à l'augmentation de leur virulence dans cet endroit, je pense qu'on pourrait expliquer ce fait en invoquant l'action des sucs sécrétés par le foie ; la physiologie nous a fait connaître depuis longtemps la fonction glycogène de cette glande ; on sait, en effet, que pendant la vie et dans des conditions normales, de petites quantités seulement de glycogène se transforment en sucre de raisin; tandis, qu'au contraire, quand des désordres notables existent dans la circulation du foie, cette métamorphose en sucre de raisin est plus copieuse et le sang des veines du foie s'en montre surchargé. La formation de grandes quantités de sucre de raisin dans le foie et le passage du sucre dans le sang et dans l'urine peut se produire à la suite de l'action de poisons, soit organiques, soit bactériens (Landois) (1). Les poisons qui paralysent les nerfs vasomoteurs du foie comme le curare (lorsqu'on n'emploie pas la respiration artificielle), le nitrite d'amyle, l'acide orthophénylpropionique, la méthyldénifinine, etc., provoquent la formation d'énormes quantités de sucre de raisin dans le foie. Rien de plus logique, par conséquent, que d'admettre que, de même que ces poisons peuvent provoquer ces transformations dans le foie, il puisse aussi exister des toxines bactériennes qui, en pénétrant dans la circulation et en agissant sur les nerfs vasomoteurs du foie, provoquent, comme les premiers, la formation de grandes quantités de sucre de raisin dans cet organe.

On sait par les expériences de Ferraro (2) que la virulence des microbes pyogènes est notablement exaltée quand on les oblige à vivre sur des terrains nutritifs additionnés de sucre de raisin; et les expériences d'autres auteurs nous ont appris que le sucre de raisin augmente la virulence des microorganismes que l'on fait végéter dans les milieux de culture contenant cette substance. D'autre part, la clinique nous apprend avec quelle facilité les diabétiques sont exposés aux suppurations. Quels seraient donc les faits qui pourraient nous empêcher d'admettre que les germes, qui se trouvent dans le foie d'un organisme malade, puissent accroître leur virulence en se nourrissant aux dépens des sucs sécrétés par cette glande, et en profitant de cette transformation de la glucose en sucre de raisin, puisque la physiologie même nous démontre la possibilité du fait? Je n'ai

---

(1) Landois, Manuale di fisiologia dell' uomo inclusa l'istologia e l'anatomia comparata. Milano, dottor F. Vallardi.
· (2) Ferraro, Azione del glucosio sulla virulenza dello staphylococus pyogenes albus. *Rivista clinica e terapeutica*, 1889.

pas d'expérience à cet égard, mais je me sens porté à cette hypothèse pour m'expliquer cette grande prédilection des germes pour la glande hépatique, et comment il se fait que cela soit précisément dans le foie que les germes produisent de si vastes lésions (1).

Dans l'intestin également j'ai noté de très graves lésions anatomo-pathologiques. Nous avons eu des cas de *simples hémorragies punctiformes dans les séreuses ; des cas de phlogoses limitées à la muqueuse seule ; des cas de phlogoses s'étendant aux trois tuniques avec desquammation du revêtement épithélial de la muqueuse ; des cas, enfin, d'entérites ulcéreuses exceptionnellement graves avec extravasations sanguines très fortes dans les tuniques intestinales et mortifications étendues de surfaces épithéliales.* Les lésions les plus marquées ont été observées à la suite d'infections causées par le *Bacillus coli communis.*

Sanarelli (2), Lesage et Macaigne (3), Wurtz et Her-

---

(1) Ma monographie était déjà imprimée quand j'ai eu sous les yeux l'intéressante communication, faite le 22 juillet 1895 à l'Académie des Sciences, par MM. Teissier et Guignard, sur l'aggravation des effets de certaines toxines microbiennes par leur passage dans la glande hépatique, communication qui me paraît être en relation étroite avec l'hypothèse dont je viens de parler. Ces auteurs ont trouvé que le foie est susceptible d'aggraver les effets de certaines toxines microbiennes, lorsqu'au lieu de les injecter par une veine quelconque, on les introduit dans l'organisme par une veine appartenant au système de la veine-porte. Leurs expériences portèrent sur les toxines du *Pneumobacillus liquefaciens bovis* et du *Bacillus diphteriæ*, et ils avaient employé des chiens, comme animaux plus sensibles que le lapin.

Une première série d'expériences faites avec la toxine du *Pneumobacillus liquefaciens bovis*, démontra d'une manière constante que les chiens, qui reçoivent cette toxine dans une veine mésentérique deviennent plus rapidement et plus gravement malades et meurent aussi plus vite que ceux qui, proportionnellement à leur poids, reçoivent la même dose de toxine dans la jugulaire ou dans la fémorale.

La même chose a lieu lorsqu'on injecte la toxine du *Bacillus diphteriæ*. Les auteurs ont, en effet, pu constater que l'injection de cette toxine dans une veine mésentérique, accélère les manifestations de désordre général, provoque le refroidissement, donne aux symptômes un cours plus rapide et tue les animaux plus rapidement que quand l'injection est pratiquée dans la jugulaire ou dans la fémorale. MM. Teissier et Guignard concluent de cela : que si le foie possède à l'égard de nombreuses toxines des propriétés rétentives et protectrices, on sait aujourd'hui, d'autre part, que le même organe a une action plus nuisible qu'utile à l'économie à l'égard de certaines toxines microbiennes (Teissier et Guignard). Aggravation des effets de certaines toxines microbiennes par leur passage dans le foie. *La Semaine médicale.* 1895.

(2) Sanarelli, Etudes sur la fièvre typhoïde expérimentale. Premier mémoire. *Annales de l'Institut Pasteur,* 1892.

(3) Lesage et Macaigne, Le *Bacterium coli commune,* son rôle dans la pathologie. Paris, 1892.

mann (1), Welch (2), et d'autres, ont vu que le *Bacterium coli commune*, que l'on rencontre normalement dans l'intestin à l'état de saprophyte, peut, dans des conditions déterminées, acquérir une virulence considérable. Sanarelli s'exprime à ce sujet comme suit : « Le canal intestinal de l'homme et des animaux contient toujours le *Bacterium coli commune* qui, s'il est habituellement à l'état saprophyte dans celui-ci, peut, dans certaines occasions, exercer une action plus ou moins marquée, même sur l'organisme entier, surtout quand le canal intestinal est en proie à quelque processus morbide.

« On sait qu'au cours de la fièvre typhoïde chez l'homme, le *Bacterium coli commune* se multiplie extraordinairement dans l'intestin, de façon à représenter à lui seul toute la flore intestinale ; on sait aussi que sa virulence est en rapport direct avec les conditions du canal digestif : quand ce dernier se trouve dans des conditions normales, le *Bacterium coli* n'est jamais virulent ; quand, au contraire, l'intestin est malade, quand il y a de la diarrhée, le *Bacterium coli* deviendrait pathogène.

« J'ai moi-même eu l'occasion d'étudier au point de vue bactériologique le contenu intestinal des cobayes tués par les toxines du vibrion Metchnikovi, et chez tous j'ai constaté que les déjections diarrhéiques contenaient le *Bacterium coli* à l'état de culture pour ainsi dire pure et doué de propriétés pathogènes à l'égard des animaux (3). »

Sanarelli a également constaté que, sous l'influence des toxines du bacille typhique, le *Bacterium coli commune* acquiert une virulence exceptionnellement grave. De ces faits il résulterait donc que le *Bacillus coli communis* deviendrait éminemment pathogène sous l'influence des toxines microbiennes et toutes les fois qu'il se trouve dans l'intestin d'individus dont la résistance physiologique est diminuée par la maladie.

Me basant sur ces faits, je ne crois pas excéder les

---

(1) WIRTZ et HERMANN, De la présence fréquente du *Bacterium coli* dans les cadavres. *Archives de médecine expérimentale*, 1891.

(4) WELCH, *The medical News*, 1891.

(1) SANARELLI, Études sur la fièvre typhoïde expérimentale. Premier mémoire. *Annales de l'Institut Pasteur*, 1892.

limites de la prudence en disant que, dans mes expériences, il n'est pas improbable que la récupération de la virulence du *Bacterium coli commune* ait été causée, en premier lieu, par les toxines sécrétées par les divers microorganismes qui s'étaient fixés au lieu de la lésion et, en second lieu, par l'affaiblissement de la force de résistance de l'organisme animal, entraîné par la fracture compliquée du fémur. Je crois aussi que les toxines élaborées par les microorganismes fixés au lieu de la fracture ont, en pénétrant dans la circulation, provoqué la nécrose des cellules épithéliales de la muqueuse intestinale et facilité, par cela, la fixation du *Bacterium coli commune* sur les points desquammés, endroits dans lesquels se sont vraisemblablement produites les plus vastes ulcérations. Je m'arrête à cette hypothèse, en me fondant sur les observations de Sanarelli, qui a constaté que les toxines du bacille typhique déterminaient de vastes nécroses épithéliales dans la muqueuse intestinale des animaux ayant succombé à cette infection.

L'action des toxines a également été très marquée sur le parenchyme rénal. Dans les processus chroniques du rein, j'ai noté des phénomènes notables de néphrite *parenchymateuse, depuis la simple tuméfaction trouble de l'épithélium des tubes contournés et des anses et la dégénérescence du protoplasme et du noyau des cellules rénales jusqu'à la desquammation et la nécrose de l'épithélium rénal.* J'ai aussi pu constater des phénomènes marqués de *néphrite interstitielle.*

La rate a fréquemment été le siège d'hémorragies punctiformes tant sous-capsulaires que parenchymateuses et, dans quelques cas, de véritables extravasations sanguines parenchymateuses. J'ai observé des phénomènes de *splénites chroniques avec notable hypertrophie du tissu conjonctif,* au détriment du tissu lymphoïde de l'organe. Dans quatre cas, dans lesquels il y avait une énorme hypertrophie splénique, l'examen histologique a fait constater l'existence d'une *forte hémorragie sous-capsulaire avec rupture de la capsule par suite de distension en divers endroits,* ainsi que des *hémorragies punctiformes de diverses grandeurs dans tout le parenchyme splénique par embolies septiques dans les vaisseaux de l'organe.*

Un symptôme très important, rencontré dans la rate de quelques animaux morts à la suite de fracture compliquée, était la présence de quelques cellules géantes, pour la plupart à vacuoles, tandis que d'autres contenaient dans leur protoplasme des granulations de différentes dimensions. Ces granulations sont pour la plupart achromatiques, et un petit nombre seulement d'entre elles prennent les couleurs ordinaires d'aniline. Ces cellules sont, en général, sans noyau ; il y en a, cependant, dont le noyau se colore légèrement ; on n'en voit que rarement dont le noyau soit fortement coloré. J'ai donné la description de ces cellules dans le paragraphe 9 et j'ai dit que je les considérais comme des cellules en voie de destruction.

Sanfelice avait observé des éléments analogues dans la moelle à l'état d'activité et dans beaucoup de tissus embryonnaires d'animaux. Il les avait appelés *masses protoplasmatiques* et avait remarqué qu'elles contenaient des granulations, les unes chromatiques, les autres achromatiques, de grandeurs diverses. Sanfelice avait considéré ces masses protoplasmatiques comme le résultat de la dégénérescence chromatolytique des noyaux. Récemment Quain (1) a interprété des éléments analogues dans la rate embryonnaire des rats et des lapins, comme les éléments générateurs des corpuscules rouges.

Les raisons qui m'induisent à considérer ces cellules géantes comme des éléments en voie de destruction et à n'accepter qu'avec réserves l'hypothèse de Quain sont les suivantes : *a*) j'ai trouvé ces éléments dans la rate de quelques animaux morts d'infections tant aiguës que chroniques, chez lesquels j'ai constaté une notable chromatolyse des éléments de divers organes ; *b*) je ne les ai jamais rencontrés chez des animaux sains ; et, quand ils existaient, je les ai trouvés tant dans le parenchyme de la rate que dans les vaisseaux spléniques. S'il était vrai que ces éléments fussent chargés de la formation des hématies, ils ne devraient pas se trouver dans les vaisseaux sanguins, puisqu'il est connu que les hématies — c'est du moins l'opi-

---

(1) Quain, Anatomy. London, 1894.

nion la plus accréditée — prennent naissance non pas dans les vaisseaux, mais dans le tissu de la moelle et de la rate, avec le concours des leucoblastes, puis des érythroblastes et enfin des corpuscules rouges jeunes nucléés.

Dans les poumons, si l'on excepte les *hémorragies parenchymateuses* rencontrées très fréquemment, on n'a rencontré que rarement de lésions notables ; il en est de même pour le cœur. Deux fois j'ai observé des processus *pulmonaires circonscrits* et une fois j'ai rencontré un exemple classique de *métastases diffuses dans tout l'organe*, accompagnées d'*inflammation intense de tout le parenchyme pulmonaire*. Dans le cœur, je n'ai pu rencontrer qu'une seule fois un processus de vraie *endocardite ulcéreuse*. Des lésions rencontrées dans les autres organes il n'y a pas lieu de parler, vu qu'elles ne présentent pas un intérêt particulier.

C'est la moelle du fémur fracturé qui a présenté les lésions histologiques les plus vastes. A l'endroit de la fracture, j'ai constamment observé des *nécroses du tissu avec nécrobiose des éléments ;* de plus, j'ai pu constater des cas de *myélite aiguë*, de *myélite suppurative avec fluidification purulente d'une grande partie du tissu ;* de *myélite suppurative dans laquelle le processus purulent était circonscrit par places déterminées sous forme d'abcès miliaires*, de *myélite à cours prolongé avec dégénérescence graisseuse du tissu médullaire*, et, *finalement*, de *myélite chronique, dont le résultat a été une néoformation de tissu connectif, une vraie myélite organisante*. Un fait noté, pour ainsi dire, constamment, tant dans la moelle du fémur fracturé que dans celle du fémur sain et du tibia, spécialement chez les animaux morts d'infection chronique, étaient les hémorragies punctiformes et les extravasations sanguines dans le tissu médullaire, fait qui, ainsi que je le dirai plus tard, peut être mis en relation avec les toxines des microorganismes pathogènes existant dans la circulation.

Dans la moelle du fémur fracturé, et très souvent aussi dans le tissu médullaire du fémur sain et du tibia, j'ai constamment noté : l'augmentation des cellules-mères des corpuscules rouges dont beaucoup ont des noyaux en cariokinèse, la diminution des corpuscules de passage et des corpuscules rouges jeunes nucléés, la disparition de l'aréole de graisse et la destruction des mégacariocytes par l'action des cellules-mères, des corpuscules rouges et des autres éléments propres de la moelle, ainsi que la fragmentation et la dégénérescence chromatolytique des noyaux des cellules formant la moelle.

Un fait étrange, observé dans quatre cas d'infection chronique consécutive à une fracture compliquée a été le suivant : la moelle du fémur sain et celle du tibia de ces quatre animaux étaient en hyperfonction comme pour suppléer à l'hématopoèse troublée par la fracture du fémur. On voyait, en effet, dans cette moelle les éléments de passage avec noyaux en cariokinèse et les corpuscules rouges jeunes nucléés avec noyaux en division directe, en beaucoup plus grand nombre que les cellules-mères. Dans ces cas, il y avait de très nombreux mégacariocytes produits par la fusion des corpuscules rouges jeunes nucléés.

Comment expliquer qu'un organisme, en proie à une infection chronique, au lieu de suivre la règle générale et de faire prédominer les leucocytes, se trouve, au contraire, avoir en nombre prédominant les corpuscules de passage et les corpuscules rouges jeunes nucléés? Le fait pourrait être interprété comme un suprême effort de l'organisme, pour résister aux coups incessants que lui porte l'infection à laquelle il se trouve en butte. Du reste, toutes les infections ne sont pas accompagnées d'une augmentation des leucocytes. Récemment Gabritchewsky a pu établir que l'infection diphtéritique ne suit pas la règle générale des autres infections en ce qui concerne l'augmentation des leucocytes dans l'organisme, et, tandis que dans les autres infections, comme la pneumonie, l'absence de la leucocytose autoriserait à penser que l'organisme est dépourvu de moyens naturels de défense contre les germes, dans la diphtérie la leucocytose progressive serait d'un pronostic fâcheux.

Une question du plus haut intérêt est certainement celle qui a trait aux cellules géantes, à laquelle je crois devoir m'arrêter quelque peu, d'autant plus que j'ai maintes fois eu à parler de ces dernières dans cette monographie. A

l'égard des cellules géantes ou mégacariocytes, quel que
soit le nom qu'on leur donne, ou cellules à noyau bourgeonnant des Français, les travaux et les opinions sont
très variés. A mon idée, les cellules géantes qui, généralement abondent dans la moelle des·os pathologiques,
comme aussi les cellules géantes qui se rencontrent dans
les épithéliomes et dans les sarcomes, dans la tuberculose et
dans la morve, etc., comme aussi dans n'importe quel autre
processus pathologique, doivent être considérées comme
des productions régressives et involutives de la vie cellulaire, qui achèvent leur cycle sans donner naissance à
d'autres cellules semblables, et qui aboutissent à la destruction et à la mort. Ces éléments représenteraient, en résumé,
une période téléologique de la vie de la cellule.

Dans la moelle des os on rencontre deux variétés de
cellules géantes: les unes à noyaux se colorant très faiblement, les autres à noyaux prenant avec intensité les substances colorantes. Tant les cellules de la première variété
que celles de la seconde sont pourvues d'un noyau qui
peut prendre les formes les plus disparates. Dans les cellules géantes de la première variété, la substance chromatique s'accumule aux points les plus divers en prenant
diverses formes, donnant lieu à des amas chromatiques
qu'un examen attentif montre être réunis entre eux par des
filaments très minces de substance chromatique, tandis
que, dans les cellules de la seconde variété, la substance
chromatique est uniformément distribuée dans le noyau
et colorée d'une manière homogène. Le corps cellulaire
de ces éléments est assez volumineux, et est constitué par
un protoplasme finement granuleux.

Nombreux sont les auteurs qui ont décrit ces éléments
dans les divers organes et tissus normaux et pathologiques.
Dans le foie embryonnaire, ils ont été étudiés par Kölliker (1), Remak (2), Neumann (3), Foà et Salvioli (4),

---

(1) KÖLLIKER (cité par Bizzozero). *Archives ital. de Biologie*, 1892.
(2) REMAK, Ueber vielkernige Zellen der Leber. *Müllers Archiv.*, 1898.
(3) NEUMANN, Neue Beiträge zůr Kenntniss der Blutbildung. *Archiv für Heilkunde*, vol. 15.
(4) FOÀ et SALVIOLI, Origine de globuli rossi del sangue. *Archivio per le scienze medicale*, IV.

Renault (1), Van der Stricht (2), etc.; dans la rate par Van
der Stricht (3); et dans la moelle des os par Werner (4),
Wegner (5), Rindfleisch (6), Obrastzow (7), Marchand (8),
Arnold (9), Denys (10), Löwit (11), Bizzozero (12),

(1) RENAULT, *Traité d'histologie pratique*, 1889.
(2) VAN DER STRICHT, Recherches sur la structure du foie embryonnaire. *Annales de la Société de Médecine de Gand*, 1888.
VAN DER STRICHT. Le développement du sang dans le foie embryonnaire. *Liège*, 1891.
(3) VAN DER STRICHT. Nouvelles recherches sur la genèse des globules rouges et des globules blancs du sang. *Archives de Biologie*, 1892.
(4) WERNER, Ueber Theilungsvorgänge in den Riesenzellen des Knochenmarkes. *Virchow's Archiv.*, 1886.
(5) WEGNER, Myeloplaxen und Knochenresorption. *Virchow's Archiv.*, 1872.
(6) RINDFLEISCH, Ueber Knochenmark und Blutbildung. *Archiv f. Mik. Anat.*, 1880.
RINDFLEISCH, Ueber Knochenmark und Blutbildung. *Archiv. f. Mik. Anat.*, 1880.
(7) OBRASTZOW, Zur Morphologie der Blutbildung im Knochenmark der Säugethiere. *Cent. f. med. Wiss.*, 1880.
OBRASTZOW, Zur Morphologie der Blutbildung im Knochenmark der Säugethiere. *Cent. f. men. Wiss.*, 1880.
(8) MARCHAND, Ueber die Bildungsweise der Riesenzellen und den Einfluss des Jodoforms hierauf. *Virchow's Archiv.* 1883.
(9) ARNOLD, Ueber Kerntheilung und vielkernige Zellen. *Virchow's Archiv*, 1884.
ARNOLD, Ueber Theilungsvorgänge an den Wanderzellen und ihre progressiven und Metamorphosen. *Archiv f. Mik. Anat.*, 1887.
(10) DENYS, Division des cellules géantes de la moelle des os. *Anat. Anzeiger*, 1887.
(11) LÖWIT, Ueber die Bildung rother und weisser Blutkörperchen. *Sitzungsber. der Kaiserl. Akad. d. Wissensch. in Wien*, 1883.
LÖWIT, Ueber Neubildung und Zerfall weisser Blutkörperchen, Ein Beitrag zur Lehre v. d. Leukämie. *Id.*, 1885.
LÖWIT, Die Umwandlung der Erythroblasten in rothe Blutkörperchen, Ein Beitrag zur Lehre v. d. Blutbildung u. d. Anämie. *Id.*, 1887.
LÖWIT, Beitrag zur Lehre v. Leukämie. *Id.*, 1887.
(12) BIZZOZERO, Sulla funzione ematopoetica del midollo della ossa. *Cent. f. med. Wiss.*, 1868.
BIZZOZERO, Studien über das Knochenmark. *Virchow's Archiv*, 1871.
BIZZOZERO e TORRE, Sulla produzione de' globuli rossi del sangue. I. Sulla produzione de' globuli rossi negli uccelli. *Archivio per le scienze mediche*. 1881.
BIZZOZERO, Ueber die Theilung der rothen Blutkörperchen im Extrauterinleben. *Cent. f. med. Wiss*, 1881.
BIZZOZERO e TORRE, Ueber die Bildung der rothen Blutkörperchen bei den niedern Wirbelthieren. *Cent. f. med. Wiss*, 1881.
BIZZOZERO, Sur la production des globules rouges du sang dans la vie extra-utérine. *Archives it. de Biologie*, 1892.
BIZZOZERO e TORRE, Sulla produzione de' globuli rossi nelle varie classi dei vertebrati. *Atti della R. Accademia de' Lincei*, 1883.
BIZZOZERO e TORRE, Ueber die Entstehung der rothen Blutkörperchen bei den verschiedenen Wirbelthierklassen, *Virchow's Archiv*, 1884.
BIZZOZERO, Formation des corpuscules sanguins rouges. *Archives It. de Biologie*, 1883.
BIZZOZERO, Neue Untersuchungen über den Bau des Knochenmarks bei den Vögeln. *Archiv f. Mik. Anat. vol. 35.*

Sanfelice (1), Kuborn (2), Howell (3), Toldt et Zucker-
handl(4), Van der Stricht(5), et beaucoup d'autres. Tous ces
auteurs sont peu d'accord sur la valeur à attribuer aux
cellules géantes. Rindfleisch croit que ces cellules ont la
valeur d'un dépôt de matière de formation superflue ; Sanfelice pense, au contraire, que les cellules géantes sont
des formations régressives inutiles aux besoins de l'organisme. Löwit est, à peu de chose près, du même avis,
tandis qu'Arnold croit que les mégacariocytes, sont des
cellules actives, et que des fragments susceptibles d'assumer des formes cariomitotiques peuvent se détacher de leurs
noyaux.

Werner et Denys sont également d'opinion que les cellules géantes sont des éléments évolutifs. Van der Stricht
nie absolument que les cellules à noyau bourgeonnant
soient des éléments en voie de métamorphose régressive et
dit qu'il faut les considérer comme des formations ayant
une vie propre et une tâche spéciale, et se multipliant
comme toutes les autres cellules. Van der Stricht va même
plus loin, et dit que les cellules géantes des processus
pathologiques remplissent l'office de phagocytes. Il s'exprime ainsi à cet égard :

« L'apparition des cellules géantes dans les tissus
envahis par les microorganismes pathogènes est un fait
assez fréquent. Nous ne prendrons, comme exemple, que
la tuberculose généralisée aiguë. A ce point de vue, nous
avons étudié le foie adulte, et nous avons observé que
l'apparition des cellules géantes suit celle des bacilles. On
voit ces cellules regorgeant de bacilles sur lesquels elles
exercent une action éminemment destructive, comme l'a
démontré Metchnikoff. Dans le foie embryonnaire, les cel-

---

(1) Sanfelice, Genesi de' corpuscoli rossi nel midollo delle ossa dei vertebrati. *Bollettino della Società dei Naturalisti in Napoli*, 1889.

(2) Kuborn, Du développement des vaisseaux et du sang dans le foie de
l'embryon. *Anat. Anzeig.*, 1890.

(3) Howell, Observations upon the occurance structure and function of
the giant cells of the marrow. *Journal of Morphology*, 1890.

(4) Toldt et Zuckerkandl, Ueber die Form u. Texturveränderungen der
menschlichen Leber während des Wachsthums. *Sitzungsberichte der Kais.
Akad. der Wissensch.*

(5) Van der Stricht, Op. cit. *Archives de Biologie*, 1892.

lules géantes possèdent une fonction analogue à l'égard
des corps étrangers de nature spéciale, c'est-à-dire à
l'égard des noyaux libres des erythroblastes » (1). Cette
opinion de Van der Stricht n'est pas exacte, ainsi que je le
montrerai plus tard.

En ce qui concerne l'origine des cellules géantes, Arnold
admet que ce sont des accumulations de protoplasme,
dans lesquelles se trouvent de nombreux noyaux tellement
près les uns des autres qu'il est difficile d'en reconnaître
les limites. Il distingue deux variétés de cellules géantes:
la première, dans laquelle les noyaux n'ont de colorés que
les nucléoles et quelques filaments, la seconde dans laquelle
les noyaux sont intensivement et homogènement colorés,
noyaux qui proviendraient de ceux de la première variété.
Löwit est d'avis que ces cellules se forment par la con-
fluence de plusieurs noyaux, et Howell affirme qu'elles
tirent leur origine des petites cellules lymphoïdes. Kuborn
croit que les cellules géantes du foie se forment aux
dépens des cellules allongées, prismatiques ou fusiformes
contenues dans l'intérieur des gettori épithéliaux de cet
organe, qui sont eux-mêmes de vrais prolongements
nucléés des parois vasculaires. Sanfelice admet deux
variétés de cellules géantes: les unes à noyau pâle provenant de la fusion des cellules-mères des corpuscules
rouges ; les autres à noyau intensivement coloré, provenant de la fusion des corpuscules rouges jeunes nucléés.
Van der Stricht croit que la cellule géante se forme aux
dépens des globules blancs de deux manières différentes,
tant par simple augmentation de la substance nucléaire,
que par voie de division indirecte multiple du noyau, celle-
ci concourant elle-même à la fusion réciproque des
noyaux-fils. Van der Stricht s'exprime ainsi, au sujet des
cellules géantes : « les cellules à noyau bourgeonnant ne
se rencontrent que dans les organes hématopoïétiques des
mammifères. Elles n'interviennent pas directement dans la
formation des corpuscules rouges. Les cellules géantes
absorbent les noyaux et les détritus des noyaux des éry-

(1) Van der Stricht, Le développement du sang dans le foie embryonnaire.
Liège, 1891.

throblastes et contribuent à la formation du tissu adénoïde, dans les mailles duquel les cellules sanguines se multiplient et se développent.

« Dans les organes hématopoétiques des mammifères, on rencontre deux variétés de cellules géantes : des mégacariocytes à protoplasme abondant, qui doivent être considérés comme des éléments ayant encore à remplir des fonctions, au point de vue de la phagocytose et de la formation du tissu adénoïde, et des mégacariocytes dépourvus de protoplasme et à noyau assez chromatique, qui doivent être considérés comme des éléments arrivés au stade ultime de leur vie, c'est-à-dire des cellules épuisées, leur protoplasme ayant déjà été utilisé » (1).

Comme on le voit, les opinions sur le fonctionnement et l'origine des cellules géantes ne pourraient être plus discordantes. Me fondant sur le résultat de mes recherches, je suis porté à accepter entièrement la manière de voir de Sanfelice en ce qui concerne la signification et la genèse des mégacariocytes. Je considère ces éléments comme une formation régressive, tirant leur origine, ceux de la première variété, munis d'un noyau clair, des cellules-mères des corpuscules rouges, et ceux de la seconde variété, à noyau intensivement coloré, des corpuscules rouges jeunes nucléés ; *formations régressives*, qui, ainsi que je le dirai, *ont un seul but, celui de servir d'élément de réserve, toutes les fois qu'à la suite de divers processus pathologiques des composants déterminés, indispensables à la nutrition des éléments propres de la moelle des os viennent à manquer dans celle-ci.* Que les mégacariocytes sont une formation régressive, ceci est prouvé par le fait que ceux de la première variété sont très nombreux dans les moelles dans lesquelles il y a une augmentation extraordinaire des cellules-mères des corpuscules rouges. En effet, quand à la suite de processus pathologiques, spécialement à la suite d'intoxications chroniques, la moelle s'altère, on observe une notable accumulation de leucoblastes, et, dans ce cas, ceux qui perdent le pouvoir de se trans-

---

(1) Van de Stricht, Op. cit. *Archives de Biologie*, 1892.

former en érythroblastes se fusionnent et donnent naissance à la cellule géante d'origine leucoblastique. Les figures de la planche ci-jointe montrent assez clairement comment se fait cette fusion. La première chose que l'on remarque dans un tissu dans lequel les cellules géantes peuvent se rencontrer, est l'orientation symétrique des éléments, dont les cellules géantes peuvent tirer leur origine, dans notre cas, des cellules-mères des corpuscules rouges ou des corpuscules rouges jeunes nucléés mêmes. Mes figures indiquent comment se produit la cellule géante d'origine leucoblastique. On voit, en effet, que de nombreux leucoblastes se sont groupés symétriquement près les uns des autres, de façon à ne laisser aucun espace entre les contours de leur cytoplasme respectif ; la figure 5 fait voir que le carioplasme de ces cellules groupées ensemble est en voie de fusion réciproque. On voit effectivement que diverses cellules ont fusionné leurs corps cellulaires ; la figure 6 montre que toutes ces cellules ont fusionné leur cytoplasme et qu'il y a un commencement de fusion des noyaux pour donner naissance à un noyau unique constituant la cellule géante d'origine leucoblastique. Si, au lieu des leucoblastes, on assiste à la fusion, d'abord des corps cellulaires des corpuscules rouges jeunes nucléés et puis des noyaux, on a la production de la cellule géante par fusion réciproque des corpuscules rouges jeunes nucléés. On obtient de cette façon des cellules tant de l'une que de l'autre variété, munies de noyaux diversement conformés, de sorte que chaque cellule a un aspect différent, bien que, quant à leur genèse, elles soient toutes égales. On pourrait ainsi leur appliquer les vers connus d'Ovide :

...Facies non omnibus una
Nec diversa tamen qualem decet esse sororum.

Selon Martin (1), Walstein (2), Arnold (3), Metchni-

(1) Martin (cité par Van der Stricht). Liége, 1891.
(2) Walstein (cité par Van der Stricht). Liége, 1891.
(3) Arnold, Op. cit. Virchow's Archiv, 1884. Op. cit. Archiv für mikr. Anat., 1887.

koff (1), Cornil (2), Denys (3), Demarbaix (4), Van der Stricht (5), et d'autres encore, les cellules géantes seraient des formations actives et se diviseraient par division directe binaire ou multiple ; quant à moi, je ne puis accepter ni que ces éléments soient doués d'activité, ni qu'ils se multiplient d'une manière quelconque, et ceci pour les raisons suivantes : en premier lieu, elles ne sont pas des formations actives, parce qu'elles ne sont chargées ni d'englober, ni de détruire les parasites qui pourraient se trouver dans les tissus, ni de s'incorporer les noyaux et les détritus des noyaux des érythroblastes. Toutes les recherches que j'ai faites, tant dans la moelle du fémur que dans la rate des lapins morts de fracture compliquée, ne m'ont jamais fait voir de mégacariocytes avec des bacilles ou avec des noyaux dans leur protoplasme. J'ai vu, au contraire, qu'il y avait dans le corps cellulaire des mégacariocytes des éléments qui n'avaient pas la signification de cellules englobées, mais de cellules pleines d'activité, qui avaient pénétré dans le cytoplasme du mégacariocyte pour le détruire et se nourrir à ses dépens. En ce qui concerne les bacilles, je puis dire qu'il n'est pas exact que là où les bacilles abondent, les cellules géantes soient aussi plus nombreuses, et qu'elles fassent leur apparition dans les tissus en même temps que les microorganismes, et qu'elles englobent finalement les parasites selon la théorie de Metchnikoff. J'ai eu l'occasion de faire des coupes de moelles variées en proie à diverses affections, et jamais il ne m'est arrivé de surprendre une seule cellule géante avec un seul bacille dans son intérieur, et je puis aussi ajouter que, dans les infections aiguës dans lesquelles les microorganismes sont très nombreux (infections dues aux *Bacillus œdematis maligni*, ou *Bacillus pseudo-œdematis maligni*, etc.), les cellules géantes étaient toujours en moins

---

(1) METCHNIKOFF, Ueber die phagocytäre Rolle der Tuberkelriesenzellen, *Virchow's Archiv*, vol. 113.

(2) CORNIL, Sur la multiplication des cellules de la moelle par division indirecte dans l'inflammation. *Archives de physiol. norm. et path.*, 1887.

(3) DENYS, Sur la fragmentation indirecte, *La Cellule*, vol. V.

(4) DEMARBAIX, Division et dégénérescence des cellules géantes de la moelle des os, *La Cellule*, vol. V.

(5) VAN DER STRICHT, Op. cit. Liège, 1891.

grand nombre que dans les infections chroniques, dans lesquelles les bacilles étaient très peu nombreux. En second lieu, ce ne sont pas des éléments se divisant soit par division directe, soit par division indirecte, puisque dans toutes mes préparations, dans lesquelles des cellules géantes se trouvaient en abondance, pas une seule de celles-ci ne m'a montré traces de bourgeonnement ou d'étranglement du noyau, ou quelque autre phénomène pouvant se rapporter de loin à un processus de cariomitose du noyau.

J'ai dit que les cellules géantes étaient des *formations d'épargne* chargées d'alimenter, à un moment donné, les éléments propres de la moelle. Sanfelice(1) a, en effet, observé que toutes les fois que la réserve de graisse vient à manquer dans la moelle des os des mammifères, ou dans le tissu lymphoïde existant aux côtés de l'œsophage ou des glandes génitales des plagiostomes, les cellules blanches envahissent alors les cellules géantes et se nourrissent de leur protoplasme. Sanfelice(2) a également observé, que chez les animaux que l'on a fait jeûner pendant longtemps et chez ceux que l'on a fait mourir d'inanition, ainsi que chez ceux que l'on a rendus artificiellement anémiques par la saignée, la graisse disparaissait de la moelle, et qu'il y avait augmentation des cellules-mères, augmentation des cellules géantes et destruction de celles-ci par les éléments propres de la moelle.

Dans l'exposé des lésions anatomiques rencontrées dans la moelle des lapins morts à la suite de fracture compliquée du fémur, j'ai eu l'occasion d'attirer maintes fois l'attention sur l'augmentation des cellules-mères des corpuscules rouges proportionnellement aux autres cellules de la moelle, sur l'accroissement du nombre des mégacariocytes d'origine leucoblastique, et, finalement, sur la destruction de ces derniers par les leucoblastes, les érythroblastes et les corpuscules rouges jeunes nucléés, mais plus particulièrement par les leucoblastes. Dans les coupes des moelles, on voyait que là où la disparition de la

<hr>

(1) Sanfelice, op. cit. *Bollettino della Società dei Naturalisti in Napoli*, 1891.
(2) *Ibid.*, 1889.

graisse était la plus évidente, les cellules géantes étaient aussi le plus envahies par les cellules-mères. Les dessins de la planche font facilement comprendre le mécanisme de ce processus. On voit que la cellule géante contient dans son intérieur un, deux, trois, six, dix et plus de cellules-mères, tant que quelquefois rien n'en reste visible que le noyau. Les cellules-mères envahissantes se montrent entourées d'une aréole claire et leurs noyaux ont la forme d'un C, d'un 8, d'une clef, d'un rognon, d'une mûre, formes qui toutes indiquent la vitalité du noyau, puisque l'on voit que ces noyaux, bien que de formes irrégulières, réagissent à l'égard des substances colorantes ni plus ni moins que les noyaux à l'état de repos, et qu'ils accusent nettement dans leur intérieur la trame du noyau, faits qui ne se produiraient pas si les noyaux étaient en voie de dégénérescence hyperchromatolytique ou hypochromatolytique ou en cariorexie. Mais le fait le plus saillant qui indique la vitalité des éléments ayant pénétré dans le cytoplasme de la cellule géante, est de le voir très souvent dans des phases diverses de cariokinèse, ainsi que le montrent les figures de la planche. Dans quelques coupes, on trouve des groupes de 18, 21, 25 et plus de cellules-mères, entassées autour des masses colorées qui ne sont pas autre chose que des fragments du noyau des mégacariocytes, dont le corps cellulaire est déjà digéré par les leucoblastes et dont les derniers restes du noyau sont sur le point de se désagréger.

L'aréole claire qui entoure le corps cellulaire des éléments ayant pénétré dans le cytoplasme des mégacariocytes, les formes irrégulières et la cariomitose de leurs noyaux montrent que ces cellules ne sont pas des corps inertes emprisonnés et en train d'être dévorés par les cellules géantes, mais qu'ils sont, au contraire, des corps vivants, en pleine activité, qui se sont insinués dans le protoplasme des cellules géantes pour se nourrir à leurs dépens. De fait, l'aréole claire qui entoure leur corps représente l'aire de dissolution ou de digestion du cytoplasme de la cellule géante produite par la présence du leucocyte. Il est possible qu'en pénétrant dans le cytoplasme de la cellule géante, le leucocyte le détruise en sécrétant quelque substance ayant des propriétés digestives. Dans mes préparations, on voit tous les stades de passage, depuis l'invasion de la cellule géante par un ou deux leucocytes jusqu'à sa destruction totale par un nombre plus considérable d'éléments. De cet exposé sommaire il résulterait : *que la destruction des cellules géantes par les éléments physiologiques de la moelle se produit toutes les fois que vient à manquer, dans la moelle des os, à la suite de conditions pathologiques ou autres, la réserve de graisse qui est la nourriture physiologique des cellules-mères. Ce défaut de graisse, dans les cas dont il a été précédemment parlé, est évidemment lié à la perte de sang subie par l'animal, en suite de la fracture compliquée du fémur et à la lente intoxication de son organisme par l'absorption des produits de régression des tissus malades et des toxines des microorganismes pathogènes. Quant au rôle de la cellule géante, je suis d'avis qu'elle doit être considérée comme un corps destiné à fonctionner à titre d'élément de réserve pour la nutrition des éléments propres de la moelle des os.*

Avant de terminer, je voudrais encore parler des cellules géantes que l'on rencontre très souvent dans les épithéliomes et dans les sarcomes. Pour celles-ci aussi, la plupart des histologistes admettent qu'elles sont des formes vitales et douées de la faculté de se multiplier et d'englober des cellules et des détritus de cellules. Parmi les auteurs les plus récents qui admettent ces faits, je citerai Fabre-Domergue (1) et Duenschmann (2) ; ce dernier va encore plus loin et dit : que dans l'épithéliome de la langue les nids épithéliaux sont détruits en premier lieu par les leucocytes, et en second lieu par les cellules géantes qui finissent par dévorer les leucocytes, et cette assertion est basée sur le fait que l'on rencontre, dans le cytoplasme de la cellule géante, des leucocytes et des fragments de tissus

(1) Fabre-Domergue, Discussion de l'origine coccidienne du cancer. *Annales de Micrographie*, 1894, n°s 2, 3, 4, 5, 11 et 12.

(2) Duenschmann. Observations upon the role of the leucocits and giant cells in epithelioma of the tongue. *Journal of Pathology and Bacteriology*, 1894.

altérés, de cellules kératinisées et de cellules épithéliales. Duenschmann ne dit rien de la genèse de la cellule géante dans l'épithéliome de la langue et rien non plus sur son mode de multiplication.

Je crois, et c'est également l'opinion de mon maître Durante, que les cellules géantes que l'on rencontre dans les épithéliomes et dans les sarcomes proviennent, pour la plupart, de la fusion : les premières, des cellules épithéliales, les secondes, des cellules sarcomateuses, et qu'elles ne sont pas des éléments actifs, mais passifs, de régression, analogues aux mégacariocytes de la moelle des os. Selon mes recherches, leur genèse aurait lieu de la manière suivante : on voit plusieurs cellules épithéliales ou sarcomateuses se serrer les unes contre les autres, ensuite leurs corps cellulaires se fusionner, puis leurs noyaux, et l'on a ainsi la cellule géante mononucléaire (mégamonocariocyte). Quelquefois la fusion des noyaux ne se produit pas et on a alors la cellule géante polynucléaire (mégapolycariocyte). Les cellules géantes de l'épithéliome et du sarcome ne se multiplient, ni par division directe, ni par division indirecte, et non plus par bourgeonnement, et, pour cela, elles ne produisent jamais de cellules semblables à elles-mêmes. Du rôle des cellules géantes dans les néoplasmes, je ne puis encore rien dire, mais il ne consiste certainement pas à détruire les nids épithéliaux ou les leucocytes, comme semble le croire Duenschmann, et ceci pour les motifs suivants :

Dans l'épithéliome, comme aussi dans le sarcome, les mégacariocytes font relever plus ou moins les mêmes faits que ceux que l'on a notés dans la moelle des os. Dans l'épithéliome et dans le sarcome, les leucocytes inclus dans les cellules géantes montrent un noyau en forme de C, de 8, de clef, etc., faits qui dénotent un état actif; de plus, on observe autour du corps de l'élément inclus une aréole claire, homogène, constituée non pas aux dépens du corps du leucocyte, mais aux dépens du cytoplasme de la cellule géante, aréole qui indiquerait une aire de dissolution ou de digestion. A côté de ces faits fort communs, on réussit parfois à surprendre le noyau du leucocyte inclus en phases de cariokinèse, fait qui se présente, toutefois, rarement.

Je crois que la cellule géante de l'épithéliome et du sarcome est une des si nombreuses formés de destruction des éléments épithéliaux et sarcomateux. Dans les tumeurs, nous avons, en effet, des cellules qui marchent à la kératinisation; des éléments qui se vacuolisent et qui subissent une autodigestion, ainsi que le veut Metchnikoff; nous en avons qui marchent à la dégénérescence hypo- ou hyperchromatolytique, d'autres qui subissent les dégénérescences muqueuse, graisseuse, hyaline, colloïde, etc. ; d'autres qui marchent à la cariorexie; nous avons enfin des cellules néoplasiques qui, incapables de se multiplier, se fusionnent pour former la cellule géante, qui est ensuite envahie et détruite par les leucocytes.

Duenschmann affirme que l'on trouve dans la cellule géante de l'épithéliome de la langue, des restes d'éléments dégénérés. L'élément dégénéré aura pu se trouver dans le corps des cellules épithéliales ou sarcomateuses avant leur fusion, et si plusieurs cellules épithéliales contenant des inclusions se fusionnent, il est logique que la cellule géante qui en résulte contienne aussi des corps inclus. Pour conclure : *les cellules géantes, tant de l'épithéliome que du sarcome, sont des éléments de métamorphose régressive ; elles représentent une des si nombreuses formes de dégénérescence et de mort auxquelles sont condamnés ces éléments néoplasiques incapables de se multiplier et de donner naissance à de jeunes éléments pouvant produire un accroissement de la tumeur; ces cellules géantes dérivent des cellules épithéliales ou sarcomateuses par fusion, d'abord de leur cytoplasme, puis ensuite, mais pas toujours, de leur carioplasme, donnant ainsi naissance à la cellule géante mononuclée (mégamonocariocyte) ou à la cellule géante polynuclée (mégapolycariocyte); ces cellules ne se multiplient ni par bourgeonnement, ni par division directe, ni non plus par cariomitose, et finalement, la cellule géante n'englobe pas les leucocytes pour les détruire, mais ce sont, au contraire, les leucocytes qui s'insinuent dans son cytoplasme pour se nourrir à ses dépens.*

Passons maintenant à un autre phénomène qui n'est certainement pas dénué d'intérêt : *la fusion de la chromatine des noyaux*, fusion qui contribue à donner de la valeur à l'assertion, que la plupart des altérations observées doivent être attribuées à des processus d'intoxication. J'insiste sur ce point, parce que j'admets que beaucoup de chromatolyses qui, aujourd'hui, ne sont considérées que comme un processus involutif dû à des causes de nature inconnue, se révèlent, à un examen attentif, comme des faits liés à un processus chimique, dus à l'action de poisons formés dans l'organisme vivant par le fait de ses fonctions vitales mêmes : les *leucomaïnes*, ou, à l'action de produits bactériens qui peuvent se rencontrer dans l'organisme sans l'altérer : les *toxines*, ou, à l'action de produits élaborés par les cellules chargées de la sécrétion. Je ne nierai pas que quelquefois la chromatolyse physiologique ne puisse être due à d'autres facteurs ; je veux seulement dire que, ces derniers temps, de nombreux auteurs qui ont eu le loisir d'étudier sous le microscope la fusion de la chromatine des noyaux, sans chercher à s'expliquer la raison intime du fait et les causes rapprochées ou éloignées qui peuvent la déterminer, se sont bornés à reproduire par le dessin les faits observés et à les constater, sans s'en préoccuper autrement.

Le premier qui a attiré l'attention sur la disposition assumée par la chromatine du noyau, en suite de la fusion, et qui a proposé le mot de *chromatolyse* pour les modifications qui se produisent en cette occurrence, est Fleming (1). Hermann (2) a observé une chromatolyse physiologique dans les glandes mucipares et séreuses, et en a conclu que cette fusion de la chromatine est un processus qui fait vieillir la glande ou qui la tue, ou qui en indique un cycle fonctionnel particulier. Sanfelice (3) et Griffini (4) ont observé, dans des processus de régénération du testicule, des formes de dégénérescence chromatolytique, tant dans les sperma-

---

(1) Fleming, Neue Beiträge zur Kenntniss der Zelle. *Archiv für Mikr. Anat.*, vol. 29.

(2) Hermann, Ueber regressive Metamorphosen des Zellkernes. *Anat. Anzeiger*, vol. 3.

(3) Sanfelice, Intorno alla rigenerazione del testicolo. *Rivista internaz.*, IV.

(4) Griffini, Sulla riproduzione parziale del testicolo. *Archivio per le scienze mediche*, II.

tozoïdes que dans les spermatoblastes. Gilson (1) a observé dans les organes génitaux de la femelle de certains arthropodes des métamorphoses spéciales dégénératives des spermatozoïdes, qu'il a appelés spermatozoïdes anormaux et qui n'étaient pas autre chose que des métamorphoses chromatolytiques. Sanarelli (2) a également noté des formes chromatolytiques dans des processus de réparation du cerveau et du cervelet. Wagner (3) a constaté que les spermatozoïdes qui restent dans le vagin des animaux vont à l'encontre de la dégénérescence et de la mort, et Rossi (4) a étudié la dégénérescence chromatolytique des spermatozoïdes, dans les organes génitaux internes de la femelle du *Mus musculus.* Brissaud (5) a trouvé que, dans les stases spermatiques, le nombre des spermatozoïdes diminue et qu'ils présentent des formes de dégénérescence chromatolytiques. Paladino (6) trouve que la chromatolyse est un des processus aboutissant à la destruction de l'œuf. Récemment Mingazzini (7) a étudié le processus chromatolytique dans les corps jaunes vrais et faux des reptiles. Crety (8), dans le jaune de l'œuf des mammifères, et mon ami et collègue D'Anna (9), dans le testicule. Dans ce travail, D'Anna étudie ce fait avec compétence et longuement, et arrive à des conclusions vraiment géniales.

J'allongerais trop ce mémoire si je voulais énumérer tous les travaux qui ont été publiés ces derniers temps sur la cariolyse physiologique. La plupart des observateurs,

---

(1) GILSON, Recherches sur la spermatogenèse chez les arthropodes. *La Cellule,* 1885.

(2) SANARELLI, De' processi riparativi nel cervello e nel cervelletto. *Atti della Reale Academia de' Lincei.*

(3) WAGNER, Physiologie, Leipzig. 1836.

(4) ROSSI, Sulla distruzione degli spermatozoi negli organi genitali interni feminili del *Mus musculus. Internat. Monatsschr. für anat. Phys.,* VII.

(5) BRISSAUD, Etude sur la spermatogenèse chez le lapin. *Archives de Physiologie,* VII.

(6) PALADINO, Ulteriori ricerche sulla distruzione e rinnovamento continuo del parenchima ovarico nei mammiferi. Napoli, 1887.

(7) MINGAZZINI, I corpi lutei veri e falsi de' rettili. *Ricerche fatte nel Laboratorio di Anatomia normale della R. Università di Roma,* 1893.

(8) CRETY, Sulla degenerazione fisiologica primitiva del vitello delle nova dei mammiferi. *Ricerche fatte nel Laboratorio di Anatomia normale della R. Università di Roma,* 1893.

(9) D'ANNA, Sulla spermatolisi ne' vertebrati. *Ricerche fatte nel Laboratorio di Anatomia normale della R. Università di Roma,* 1893.

ainsi que je l'ai dit, constatent le fait physiologique sans chercher la cause qui détermine la fusion de la chromatine dans le noyau. Ils affirment que la chromatolyse s'observe tant dans les cellules jeunes que dans les vieilles, qu'elle est un processus destructif physiologique qui a pour but le renouvellement incessant des éléments pour les besoins de la vie, mais ils ne disent pas quels sont les facteurs intimes déterminants de ce processus que je nommerai *dégénératif*.

Sans vouloir nier que les causes productrices de la chromatolyse puissent être multiples, je crois que ce phénomène, au moins dans la plupart des cas de chromatolyse physiologique, doit être attribué à un *processus d'intoxication de l'élément au sein duquel il s'accomplit :* processus qui, en altérant la cohésion de la substance chromatique du noyau, détermine sa fusion et, par cela, la mort de l'élément. Le fait même que la chromatolyse abonde dans les organes glandulaires et que Giannuzzi l'a vérifiée dans les organes glandulaires en activité et jamais dans ceux à l'état de repos, et qu'on la voit très répandue dans tous les processus infectieux, me confirme dans l'hypothèse que la chromatolyse est une *intoxication*, même quand elle s'accomplit physiologiquement.

Il est connu que les microorganismes peuvent se fixer physiologiquement dans les conduits glandulaires ; on les trouve spécialement en grand nombre dans les conduits des glandes de tout le canal gastro-intestinal, dans ceux des glandes de la bouche, du système génital de la femme et de la surface cutanée. Ces microorganismes doivent nécessairement sécréter des toxines qui, sans faire de mal considérable à l'organisme qui les renferme, peuvent altérer la structure intime d'un noyau et amener sa dégénérescence, ainsi que celle de l'élément qui le contient. L'existence de la chromatolyse dans les glandes en état d'activité, ainsi qu'a pu le constater Giannuzzi, me semble pouvoir être expliquée par le fait que la cellule en train de sécréter doit accomplir un *travail* qui pourrait donner naissance, non seulement à *un produit de sécrétion physiologique*, mais encore à un *autre produit de régression* dû à la *fatigue* ou au *travail* nécessaires à la cellule pour la sécrétion, produit de régression qui, à mon avis, est ce qui détermine la chromatolyse dans les glandes en état d'activité. La chromatolyse dans les glandes fonctionnantes peut encore être produite par l'action de produits spéciaux dus à l'altération de la substance sécrétée elle-même, quand celle-ci, pour une cause quelconque, est retenue et ne peut être éliminée. Dans ce cas, la substance sécrétée détermine par son altération la chromatolyse des éléments. La plus belle confirmation de mon hypothèse a été récemment fournie par d'Anna, qui a rencontré la dégénérescence chromatolytique des spermatozoïdes chez des animaux dont on avait empêché l'accouplement. Que les substances de sécrétion puissent altérer les éléments en provoquant la chromatolyse, ceci est prouvé par l'importante observation de Rossi, qui a vu survenir la dégénérescence chromatolytique des spermatozoïdes dans les organes génitaux internes de la femelle du *Mus musculus*.

L'action traumatique, également, donne lieu à la chromatolyse. Sanfelice et Griffini l'ont, en effet, observée dans des processus de régénération du testicule, et Sanarelli l'a notée dans ceux du cerveau et du cervelet. Qui ne comprendrait pas que, dans ces cas, l'altération de la cohésion physiologique des tissus par une action traumatique ne vienne à déterminer la sortie de sucs qui, subissant un processus de régression au point où la lésion a exercé son action, déterminent la fusion de la chromatine des éléments avec lesquels ils se trouvent en contact.

En outre de ces faits qui, ainsi que nous l'avons vu, peuvent donner naissance à la chromatolyse, celle-ci peut également être produite par les substances qui peuvent se produire dans l'organisme vivant, par le fait même de la vie, savoir: les leucomaïnes, substances qui sont éminemment toxiques. Mosso (1), dans ses études géniales sur la fatigue, a pu s'assurer qu'il se forme, dans les muscles des animaux fatigués, des substances douées d'un pouvoir toxique extraordinaire. Or, qui pourrait nier que ces substances ne déterminent la mort de la fibro-cellule muscu-

---

(1) Mosso, La fatica, Milano. *Fratelli Tréves*, 1891.

laire par chromatolyse, chromatolyse qui, dans ce cas, est physiologique, puisque la fatigue est une fonction qu'accomplit l'homme sain. Personne ne saurait mettre en doute que l'action déterminant cette chromatolyse ne soit un fait chimique.

Ce qui me fait considérer comme vraie l'opinion que la plupart des chromatolyses, si ce n'est toutes, sont dues à des substances chimiques, qu'elles soient physiologiques ou pathologiques, sont les raisons suivantes : Nous pouvons, quand nous voulons, produire la chromatolyse expérimentalement, spécialement dans les organes glandulaires, soit par l'injection de substances organiques ou inorganiques, comme l'ont constaté Gianturco et Stampacchia dans le foie des animaux ayant succombé à un empoisonnement arsenical, et Sanfelice (1) dans la moelle des os des animaux morts à la suite d'injections d'essence de térébenthine, soit en injectant les produits de sécrétion de différents microbes, ainsi que j'ai pu le constater à la suite de l'injection des toxines de divers microbes pyogènes, soit en injectant des sérums anti-toxiques, comme Gabritchewsky (2) a récemment eu l'occasion de s'en assurer dans ses recherches sur l'action de l'antidiphtérine chez les animaux, soit enfin, en étudiant les divers processus pathologiques tels que les abcès, les tumeurs, etc.

Si l'on prend les abcès, soit les suppurations en général, nous voyons qu'avant que la fluidification purulente de tout le tissu, qui n'est pas autre chose que la destruction complète de la vie cellulaire, se produise, les cellules subissent, avant d'être l'objet de cette destruction par l'action incessante des toxines des microbes pyogènes, la fusion de la substance chromatique, fusion qui détermine le groupement de la chromatine dans ces formes si disparates et parfois symétriques, que nous montre la vraie chromatolyse.

Dans les néoplasmes, la chromatolyse est un des processus les plus ordinaires de destruction des éléments constituant le néoplasme. Dans ceux-ci, le processus chromato-

<hr>

(1) Sanfelice, Contributo alla fisiopatologia del midollo delle ossa. *Bulletino della Società dei naturalisti in Napoli.*

(2) Gabritchewsky, Du rôle des leucocytes dans l'infection diphtéritique. *Annales de l'Institut Pasteur,* 1894.

lytique se rencontre dans toutes les phases vitales par lesquelles l'élément peut passer; ainsi, nous l'observons dans les cellules jeunes comme dans les vieilles; dans les cellules au repos comme dans celles en cariomitose, et grâce à la variété des formes que peut assumer cette substance chromatique, les adversaires de la théorie parasitaire ont soutenu que toutes les inclusions parasitaires décrites jusqu'à aujourd'hui se rapportaient à la chromatolyse des noyaux. Sans nier que quelques-unes des nombreuses formes d'inclusions, décrites jusqu'ici, puissent être de nature chromatolytique, il reste cependant constant que la plupart d'entre elles résistent victorieusement à toutes les attaques dirigées contre elles par la critique la plus passionnée et la plus partiale : citons, parmi ces descriptions d'inclusions parasitaires, la plupart des dessins de Thoma (1), Russell (2), Nils Sjöbring (3), Foà (4), Podwyssoszky et Sawtschenko (5), Ruffer et Walker (6), Soudakewitch (7), Vedeler (8), et beaucoup d'autres; formes que les travaux les plus récents nous ont montrées être non seulement parasitaires, mais aussi être des parasites appartenant à la classe des blastomycètes (9).

---

(1) Thoma. Ueber eigenartige parasitäre Organismen in den Epithelzellen der Carcinomen. *Fortschritte der Medicin*, 1889.

(2) Russell, An adress on a characteristic organism of cancer. *British Medical Journal*, 1892.

(3) Foa, Ueber die Krebsparasiten. *Centralblatt für Bakteriologie und Parasitenkunde*, 1892.

Foa, Sui parassiti e sull'istologia patologica del cancro. *Archivio per le scienze mediche*, 1893.

(4) Nils Sjöbring, Ein parasitärer protozoenartiger Organismus in Carcinomen. *Fortschritte der Medicin*, 1870.

(5) Podwyssoszky e Sawtschenko. Ueber Parasitismus bei Carcinomen nebst Beschreibung einiger in den Carcinomgeschwülsten schamarozenden Sporozoen. *Centralblatt für Bakteriologie und Parasitenkunde*, 1892.

(6) Soudakewitch, Recherches sur le parasitisme intracellulaire chez l'homme. *Annales de l'Institut Pasteur*, 1892.

Soudakewitch, Parasitisme intracellulaire des néoplasies cancéreuses. *Annales de l'Institut Pasteur*, 1892.

(7) Ruffer e Walker, On some parasitic protozoa found in cancerous tumours. *Journal of*.

(8) Vedeler, Die Sarcom-Sporozoen. *Centralblatt für Bakteriologie und Parasitenkunde*, 1894. *Pathology and Bakteriology*, 1893.

(9) Sanfelice, Ueber eine für Thiere pathogene Sprosspilzart und über die morphologische Uebereinstimmung welche bei ihrem Vorkommen in den Geweben mit den vermeintlichen Krebscoccidien zeigt. *Cen'ralblatt für Bakteriologie und Parasitenkunde*, 1895.

Sanfelice, Sull'azione patogena dei blastomiceti come contributo all'etiologia

Ici on pourrait me répondre: cette chromatolyse que vous rencontrez dans les sarcomes et dans les épithéliomes est-elle due à un processus chimique? A mon avis, oui. La chromatolyse est plus abondante dans les tumeurs glandulaires que dans les autres, elle peut atteindre un degré vraiment extraordinaire dans les néoplasmes ulcérés, tandis qu'elle est beaucoup moins marquée dans celles dont l'intégrité du tégument a été respectée. Dans les tumeurs glandulaires, spécialement dans les épithéliomes, à l'état d'activité, elle s'accomplit comme il a été dit, grâce à l'action de la substance qui doit se produire dans la cellule en suite du travail de sécrétion et grâce à l'action des toxines des microorganismes qui ont pu se fixer dans les conduits excrétoires. Dans les épithéliomes ou sarcomes ulcérés, on sait que la chromatolyse peut être rapportée aux produits de sécrétion des bactéries, très nombreuses dans les ulcérations.

Mais, même dans les tumeurs à tégument intact, on observe la chromatolyse. Je ne nierai cependant pas que, dans ce cas, le phénomène ne soit beaucoup moins marqué et beaucoup moins généralisé que dans les épithéliomes et les sarcomes glandulaires, et dans les épithéliomes et les sarcomes ulcérés.

Dans les néoplasmes non ulcérés, je rapporte la chromatolyse au fait suivant: les néoplasmes peuvent exercer une action attractive sur les germes qui pourraient se trouver en un point quelconque du corps, spécialement chez les individus atteints de cachexie ; et, en pareil cas, la chromatolyse s'explique facilement, une fois que les

---

dei tumori maligni. *Il Policlinico et Centralblatt für Bakteriologie und Parasitenkunde*, 1895.

SANFELICE, Sull'azione patogena de' blastomiceti. *Memoria prima. Annali d'igiene sperimentale. Zeitschrift für Hygiene und für Infectionskrankeiten*, 1895.

RONCALI, Sopra particolari parassiti rinvenuti in un adeno-carcinoma (papilloma infettante) della ghiandola ovarica. *Memoria prima. Il Policlinico et Annales de Micrographie*, 1895.

RONCALI, I blastomiceti negli adeno-carcinomi dell'ovario. *Memoria seconda. Bullettino della Reale Accademia di Medicina di Roma et Centralblatt für Bakteriologie und Parasitenkunde*, 1895.

RONCALI, I blastomiceti ne' sarcomi. *Il Policlinico et Centralblatt für Bakteriologie und Parasitenkunde*, 1895.

germes se trouvent dans le tissu du néoplasme. Senn (1) s'exprime ainsi au sujet de l'attraction que le processus pathologique préexistant peut exercer sur les germes pathogènes :

« Un produit pathologique préexistant peut avoir le même effet qu'un traumatisme pour faciliter la localisation de microgermes pathogènes. La suppuration d'une tumeur ou d'une glande hyperplastique, dont le revêtement cutané est intact, indique que des germes pathogènes se sont fixés dans la tumeur ou dans la glande et qu'ils ont rencontré un terrain approprié à leur multiplication et à l'exercice de leurs propriétés pathogènes. La cause première de ceci doit être cherchée dans l'irrégularité de la vascularisation des tumeurs et dans le resserrement des capillaires au milieu des tissus enflammés. »

En résumé, on peut dire que le *processus de fusion de la substance chromatique* est un processus de destruction des éléments au milieu desquels il s'accomplit, destruction qui est produite par l'action de substances chimiques, soit qu'elle soit un fait physiologique, soit qu'elle soit un phénomène pathologique, et qu'à sa genèse prennent part: les substances sécrétées par des bactéries, les *toxines*, les substances que l'organisme élabore lui-même par le fait de son activité vitale, les *leucomaïnes*, et, probablement auss', les substances que les éléments eux-mêmes fabriquent par le fait même de leur travail de sécrétion, les *substances de métamorphose régressive*, qu'il ne faut pas confondre avec les produits physiologiques élaborés par les cellules.

Une dernière question, d'un grand intérêt également, parce qu'elle nous apporte une preuve démonstrative à l'appui de notre assertion, que dans ces lésions consécutives aux fractures compliquées, le *processus toxicémique a été le principal auteur de la mort des animaux, est celle qui a trait aux hémorragies dans les différents organes*. En effet, dans l'exposé des diverses altérations que nous avons observées dans différents organes, il a souvent été parlé d'hémorragies dans le foie, dans les reins, dans la rate, dans les poumons et dans la moelle des os, hémor-

---

(1) Senn, Surgical Bacteriology. Chicago, 1890.

ragies qui n'ont pu être rapportées, ni à des traumatismes, ni à la présence, en ces points, de microorganismes pathogènes, et dont la cause doit être recherchée dans les toxines en circulation, sécrétées par des microorganismes fixés au lieu de la fracture, ou dans celles sécrétées par des microorganismes intestinaux devenus virulents sous l'influence des toxines élaborées par les microorganismes fixés au lieu de la lésion.

Que les toxines des microorganismes pathogènes puissent, en circulant dans le sang, donner lieu à des épanchements sanguins, à des *hémorragies vraies et propres* dans les différents organes, ceci est prouvé par de nombreuses expériences et observations cliniques. Charrin (1) en injectant les toxines du *Bacillus pyocyaneus* a réussi à produire un purpura. Sanarelli (2) a été en mesure de produire, chez un singe, les pétéchies caractéristiques de la fièvre typhoïde, en lui inoculant les produits de culture du bacille typhique. Chez un individu chez lequel s'était manifesté pendant la vie, un vrai purpura, en suite d'une infection par le staphylocoque pyogène doré, et chez lequel on avait trouvé, après la mort, des épanchements sanguins, Césaris Demel (3) n'a pu, dans ces derniers, retrouver le staphylocoque pyogène doré, et en a conclu que les manifestations hémorragiques devaient être attribuées à la toxine de ce microorganisme. Achalme (4), également, a observé dans quelques cas d'infections causés par le streptodiplocoque de l'érysipèle, des hémorragies dans les organes des individus morts de cette infection, hémorragies certainement dues à l'action de la toxine.

Récemment, Rossi-Doria (5) parlant, dans un intéressant mémoire sur les toxicémies et les infections pendant la

---

(1) Charrin, Purpura expérimental. *C. R. de la Société de Bi logie*, 1892.

(2) Sanarelli, Études sur la fièvre typhoïde expérimentale. 2ᵉ mémoire. *Annales de l'Institut Pasteur*, 1894.

(3) Cesaris Demel, Contributo allo studio delle infezioni da Stafilococco piogeno aureo nell'uomo. *Il Policlinico*, 1891.

(4) Achalme, Considérations pathogéniques et anatomo-pathologiques sur l'érysipèle. *Thèse de Paris*, 1892.

(5) Rossi Doria, Contributo allo studio delle tossicemie e delle infezioni gravidiche. Studio clinico-spérimentale. *Il Policlinico*, 1895.

Rossi Doria, Sulle autointossicazioni in gravidanza. *La Rassegna di ostetricia e ginecologia*, 1895.

grossesse, des lésions hémorragiques rencontrées à l'autopsie d'une éclamptique et de l'action sur les animaux des microorganismes isolés des foyers hémorragiques existant dans les organes de cette éclamptique, s'exprime ainsi au sujet des toxines comme causes des hémorragies :

« L'étude de nombreuses toxines microbiennes montre qu'il peut y avoir des hémorragies sans la présence des bactéries.

« Moi-même, en inoculant à des animaux des liquides putrides filtrés à la bougie Chamberland et ne contenant aucunes bactéries, j'ai reproduit chez ces animaux (lapins, cobayes) des hémorragies disséminées dans les organes internes.

« Tout ceci suffit, à mon avis, à ôter au microbe de son importance, en tant que microbe et à élever la *toxine* au rang de facteur étiologique certain. Et, comme des toxines, ou pour dire mieux et plus complètement, des *poisons*, se forment dans notre organisme, s'y introduisent et y restent en si grand nombre, même indépendamment de l'action bactérienne directe, nous pouvons formuler, au sujet de la présence des microorganismes dans les lésions toxicémiques des vaisseaux, la proposition suivante, qui comprend aussi parfaitement les cas dans lesquels divers auteurs ont parlé d'*infection hémorragique* :

« *Au sein des hémorragies qui se rencontrent dans beaucoup d'intoxications d'origine bactérienne ou non, et qui sont dues à des poisons circulant dans l'organisme, on peut trouver des microorganismes, ou bien ceux dont les produits ont donné lieu aux hémorragies, ou bien d'autres, étrangers au processus, et qui ont trouvé dans les hémorragies un terrain propice à leur développement.*

« En disant ceci, nous disons toute la vérité et rien que la vérité : toute la vérité, parce que, dans cette formule, nous comprenons et expliquons aussi les cas d'infection dans lesquels les microorganismes circulent dans le sang; rien que la vérité, parce que nous ne cherchons pas à expliquer par des hypothèses non démontrées et non démontrables, la présence constante et nécessaire de microbes spécifiques dans les lésions hémorragiques. »

Cette importance extraordinaire des toxines bactériennes

dans la production des hémorragies dans les différents organes, a été mise en lumière récemment par les expériences de Celli et Fiocca (1) sur la dysenterie. Ces auteurs ont réussi à isoler du *Bacterium coli dissenteriæ* une toxine tellement énergique, qu'inoculée sous la peau d'un chien, elle le tue en 24 heures par entérite intense. Ils s'expriment ainsi à l'égard de la toxicité de cette toxine dans leur note préliminaire :

« On peut reproduire la dysenterie expérimentalement. par la bouche ou par le rectum, plus sûrement par la première voie, avec ce *Bacterium coli* et parfois aussi avec les deux autres espèces ; il semble aussi que l'association de ces deux dernières soit une des causes qui, dans l'intestin, et peut-être aussi dans le milieu ambiant, transforme le *Bacterium coli commune* en la variété de *Bacterium coli dissenteriæ*, qui conserve alors sa virulence spécifique à travers une série d'animaux.

« Cette variété se différencie spécialement en ce qu'elle sécrète une toxine capable de reproduire la localisation dysentérique typique, soit par la voie buccale ou par la voie rectale, soit qu'on l'inocule dans le tissu connectif sous-cutané. Cette dysentéro-toxine peut être précipitée par l'alcool dans les cultures de bouillon et est soluble dans l'eau. Elle peut parfois acquérir une telle toxicité, qu'administrée même par la bouche, elle peut tuer les animaux en très peu de temps, avec localisations rares ou même, semble-t-il, absentes dans le gros intestin et dans l'intestin grêle. »

Mes résultats concordent parfaitement avec les observations et les recherches des susdits auteurs, en sorte que je suis porté à considérer toutes les hémorragies observées dans les divers organes comme liées à la présence, dans la circulation, des toxines des différents microorganismes pathogènes. De fait, à quoi attribuer les graves infarctus hémorragiques rencontrés spécialement dans le poumon, la rate et les reins, si ce n'est aux toxines en circulation dans l'organisme, du moment que les organes mêmes ne contenaient pas toujours des microorganismes ?

---

(1) Celli Fiocca, *Sulla etiologia della dissenteria*. *La Riforma medica*, 1895.

Tout poison qui se trouve dans la circulation peut altérer les vaisseaux de manière à provoquer des épanchements sanguins. Les toxines des microorganismes, ayant une fois pénétré dans la circulation, déterminent une altération de l'endothélium des plus petits capillaires, altération qui donne naissance à la dégénérescence et puis à la destruction de cet endothélium et, en dernier lieu, des parois des vaisseaux, d'où la sortie du sang et son épanchement dans les tissus. Telle est, selon moi, la genèse des hémorragies. Je dirai plus encore : les hémorragies des organes sont toujours dues aux toxines bactériennes, même lorsque l'on trouve des microorganismes dans les infarctus. Dans ces cas les infarctus sont un point de repère pour les germes, mais ils ne sont pas leur produit. En produisant l'hémorragie dans un organe, la toxine a contribué à ce que le germe qui l'a provoquée vienne se localiser dans cet organe, ou même un germe étranger quelconque, même non pathogène, comme le pense avec justesse Rossi Doria. Ainsi s'explique comment j'ai si souvent réussi à isoler du sang des organes des germes qu'il ne m'avait pas été possible d'isoler ou de voir dans le sang du cœur. Ce raisonnement et les exemples cités m'autorisent, je crois, à dire que le processus qui a causé la mort de tous les animaux ayant succombé plusieurs jours après la fracture compliquée du fémur, n'a pas été autre chose qu'une intoxication, *une vraie toxicémie proprement dite.*

XVIII

Conclusions

1° Les fractures compliquées des animaux, abandonnées à elles-mêmes sans traitement, donnent lieu à des infections conduisant à une mort certaine ;

2° Les infections consécutives aux fractures compliquées ont été produites par l'un des microparasites suivants : *Bacillus œdematis maligni, Bacillus pseudo-œde-*

matis maligni, *Bacterium coli commune*, *Staphylococcus pyogenes aureus* et *Streptodiplococcus septicus*;

3° Dans la moelle du fémur fracturé on a trouvé soit seuls, soit associés, les microorganismes suivants : *Bacterium coli commune*, *Staphylococcus pyogenes aureus*, *Staphylococcus pyogenes albus*, *Bacillus œdematis maligni*, *Bacillus pseudo-œdematis maligni*, *Streptodiplococcus septicus*, *Streptodiplococcus pyogenes*, *Bacillus radiciformis*, *Pseudo-bacillus tetani*, et *Pseudo-bacillus œdematis maligni*;

4° Le *Bacillus pseudo-œdematis maligni* peut, selon qu'il prend la voie sanguine où la voie lymphatique et suivant le nombre de bacilles qui envahissent l'organisme, donner lieu tantôt à des infections aiguës, tantôt à des infections chroniques ;

5° Lorsque le *Bacillus pseudo-œdematis maligni* donne lieu à des infections aiguës, le processus auquel il donne naissance doit être rangé plutôt parmi les toxicémies que parmi les septicémies, étant donné que ce microparasite ne se trouve dans le sang de l'animal tué par son action que 6 ou 8 heures après la mort. Le *Bacillus œdematis maligni* se comporte d'une manière identique au *Bacillus pseudo-œdematis maligni* et produit, selon moi, plutôt des toxicémies que des septicémies;

6° Lorsque le *Bacillus pseudo-œdematis maligni* et le *Bacterium coli commune* produisent des infections chroniques chez les animaux, la mort de ceux-ci doit surtout être attribuée à l'action toxique des toxines de ces deux microparasites, pour le motif que, dans ces cas, l'examen histologique révèle dans les organes une fusion étendue de la chromatine des noyaux des éléments cellulaires et de notables infarctus hémorragiques dans les différents organes ;

7° En se localisant dans les tissus, le *Bacillus pseudo-œdematis maligni* peut donner lieu à des abcès et à des processus purulents diffus dans les organes dans lesquels il s'est fixé: il est, par conséquent, doué de propriétés pyogènes;

8° Relativement à leur cours, les infections observées ont été: aiguës (*Bacillus œdematis maligni*, *Bacillus pseu-*

do-œdematis maligni) ; aiguës et mixtes (présence simultanée dans le sang du *Bacillus œdematis maligni* et du *Bacillus pseudo-œdematis maligni*, du *Bacillus œdematis maligni* et du *Streptodiplococcus septicus*) ; subaiguës (*Bacterium coli commune, Bacillus pseudo-œdematis maligni*) ; chroniques (*Bacterium coli commune, Bacillus pseudo-œdematis maligni*) ; chroniques et mixtes (présence simultanée dans les organes du *Bacillus pseudo-œdematis maligni* et du *Staphylococcus pyogenes aureus*) ;

9° Les organes des animaux morts des suites de fracture compliquée du fémur peuvent être classés d'après la gravité de la fréquence de leurs altérations de la manière suivante :

I. *Moelle du fémur fracturé :* on y a noté : *nécroses du tissu avec nécrobiose des éléments* au lieu de la lésion traumatique ; on a constaté, en outre, des cas de *myélite aiguë, de myélite purulente diffuse, de myélite purulente circonscrite, de myélite chronique avec dégénérescence graisseuse du tissu médullaire, de myélite chronique avec néoformation abondante de tissu connectif (myélite organisante)* et, finalement, des cas *d'hémorragies punctiformes et d'extravasations sanguines dans la moelle* des lapins morts en suite de processus chroniques.

II. *Foie :* dans cet organe, on a noté des cas *d'angiocholite* et *de périangiocholite purulentes, d'hépatites parenchymateuses, de dégénérescence graisseuse du tissu propre de l'organe, de nécroses d'aires entières de la glande* et *d'hépatites interstitielles.*

III. *Intestin :* dans celui-ci on a observé des cas de *simples hémorragies punctiformes de la séreuse, de phlogoses limitées à la muqueuse seule, de phlogoses s'étendant aux trois tuniques* et, finalement, *d'entérites exceptionnellement graves, avec copieuses extravasations sanguines dans les tuniques intestinales et nécrose de surfaces épithéliales étendues.*

IV. *Rein :* dans celui-ci nous notons des cas de *néphrites interstitielles* et de *néphrites parenchymateuses* depuis le stade de *simple tuméfaction trouble de l'épithélium* jusqu'à celui de *la dégénérescence du protoplasme et du noyau des cellules des canaux urinifères* et jusqu'à *la nécrose totale de l'épithélium rénal.*

V. *Rate :* dans cet organe on a rencontré des phénomènes de *splénites chroniques avec hypertrophies notables du tissu connectif, d'hémorragies punctiformes dans tout l'organe* consécutives *à des embolies des vaisseaux spléniques* et de *notables hémorragies sous-capsulaires avec rupture de la capsule par distension.*

VI. *Poumon :* dans celui-ci on a souvent noté des *hémorragies parenchymateuses* et quelquefois de véritables *pneumonies circonscrites,* et, une fois, un cas *d'abcès métastatiques dans tout le poumon,* avec *phlogose intense de tout le parenchyme.*

VII. *Cœur :* dans celui-ci on a pu constater une fois un cas de vraie *endocardite ulcéreuse.*

VIII. *Glandes et vaisseaux lymphatiques :* dans ceux-ci on a fréquemment observé *des adénites* et *des angioïtes purulentes* et parfois une *hypertrophie et hyperplasie* des glandes.

IX. *Périoste et articulations :* dans ceux-ci on a souvent noté des *périostites et des arthrosynovites séreuses, purulentes ou séro-purulentes.*

X. *Péritoine :* on y a noté deux fois des cas de *péritonites séro-fibrino-purulentes.*

XI. *Muscles :* dans ceux-ci on a pu constater assez souvent des cas de *phlogoses aiguës, avec nécroses du tissu* et de *phlogoses chroniques avec dégénérescence cireuse* de fibres entières.

XII. *Cerveau :* dans celui-ci, à part quelques symptômes *d'anémie,* rien n'a été noté ;

10° Dans ces expériences j'ai constaté que le foie est un des organes les plus susceptibles d'inflammation et je rapporte cette prédilection des germes pour cette glande : en premier lieu, à la lenteur avec laquelle s'accomplit la circulation dans le foie, et, en second lieu, à la fonction glycogénétique de cet organe, laquelle pourrait accroître la virulence des germes, puisque nous savons que la virulence des microorganismes que l'on fait vivre sur des milieux de culture additionnés de glucose s'exalte ;

11° La moelle des os des animaux morts d'infection chronique était quelquefois en *hyperfonction*, ceci, peut-être, à l'effet de subvenir aux troubles apportés à l'hématopoèse par la fracture du fémur ;

12° Dans la moelle du fémur fracturé, on a constamment observé les faits suivants : fragmentation des éléments propres de la moelle au lieu du traumatisme ; augmentation des cellules-mères des corpuscules rouges ; disparition des cellules de graisse ; diminution des éléments de passage et des corpuscules rouges jeunes nucléés et destruction des cellules géantes par l'action des éléments propres de la moelle ;

13° Dans la moelle du fémur sain et dans celle du tibia on notait, dans les cas d'infections aiguës, les mêmes phénomènes que dans la moelle du fémur fracturé, sauf que dans la moelle des membres sains la fragmentation n'était pas aussi abondante que dans celle du fémur fracturé ;

14° Les cellules géantes qui ont été observées dans la moelle saine et dans la moelle lésée, tirent leur origine : celles de la première variété, de la fusion, d'abord des corps des cellules-mères, puis de leurs noyaux ; celles de la seconde variété, de la fusion des corps et des noyaux des corpuscules rouges jeunes nucléés ;

15° Les cellules géantes ne sont pas des formations actives et ne se divisent pas par division indirecte binaire ou multiple, ainsi que le prétendent Cornil, Metchnikoff, Van der Stricht et d'autres encore ; ce sont, au contraire, des éléments de réserve destinés à servir de nourriture aux éléments propres de la moelle ;

16° La fusion de la chromatine, la *chromatolyse* ou *cariolyse*, est un processus destructif qui atteint les éléments cellulaires, processus destructif dû à l'action de substances chimiques, soit qu'il se produise physiologiquement, soit qu'il soit un cas pathologique ; et à sa genèse prennent part les substances sécrétées par les bactéries, les *toxines* ; les substances élaborées dans l'organisme par le fait même de son activité vitale, les *leucomaïnes* ; et probablement encore les substances que les cellules elles-mêmes produisent, en suite de leur travail de sécrétion, substances qu'il ne faut pas confondre avec le produit physiologique élaboré par les cellules, lequel aussi peut, *en s'altérant dans des conditions déterminées*, provoquer la chromatolyse des éléments. Bref, je considère *la chromatolyse comme un processus involutif de la vie cellulaire, et jamais comme un processus évolutif* ainsi que le voudrait Hermann ;

17° Chez les animaux ayant succombé à la suite d'infections chroniques, la cause de la mort doit être recherchée dans la présence, dans la circulation, des toxines de divers microorganismes, ainsi que le prouve l'existence, dans divers organes, de nombreuses hémorragies et de processus chromatolytiques et cariorexiques dans le noyau des cellules.

EXPLICATION DE LA PLANCHE

Fig. 1. — Oc. 2. — Obj. à immers. 1/12 de Leitz. Appareil d'éclairage d'Abbe. — Coupe de la moelle du fémur fracturé d'un lapin mort quatre jours après la fracture, d'infection subaiguë due à l'action du *Bacterium coli commune*. On observe la prédominance des cellules-mères sur les autres éléments de la moelle, la fragmentation des noyaux de nombreux éléments et une artère bondée de leucocytes en fragmentation et en nécrobiose.

Fig. 2. — Oc. 2. — Obj. à immers. 1/12 de Leitz. Coupe d'une glande mésentérique d'un lapin mort d'infection chronique causée par le *Bacillus pseudo-œdematis maligni*. On voit le tissu fortement hypertrophié et tous les noyaux des éléments en dégénérescence chromatolytique et quelques-uns en cariorexie.

Fig. 3. — Oc. 2. — Obj. 8 de Koristka. Coupe de la rate d'un lapin mort d'infection chronique due au *Bacillus pseudo-œdematis maligni*. On voit de nombreux amas protoplasmatiques résultant de la fusion de plusieurs noyaux compris dans les vaisseaux spléniques et au milieu du tissu connectif de l'organe.

Fig. 4, 5 et 6. — Oc. 5. — Obj. à immers. 1/12 de Leitz. Formation des cellules géantes d'origine leucoblastique. *Fig.* 4, les leucocytes se sont groupés ensemble au moment de se fusionner: *fig.* 5, plusieurs de ces leucocytes montrent la fusion déjà commencée de leur protoplasme cellulaire; *fig.* 6, tous les leucocytes ont fusionné leur protoplasme cellulaire et la fusion de leurs noyaux est déjà très avancée.

Fig. 7, 8, 9, 10 et 11. — Oc. 5. — Obj. à immers. 1/12 de Leitz. Cellules géantes résultant de la fusion des cellules-mères des corpuscules rouges jeunes nucléés.

Fig. 12, 13, 14 et 15. — Oc. 5. — Obj. à immers. 1/12 de Leitz. Cellules géantes ou mégacariocytes résultant de la fusion des corpuscules rouges jeunes nucléés de la moelle des os de lapins, morts d'infections chroniques provoquées par la fracture compliquée du fémur. Tant chez une espèce des mégacariocytes que chez l'autre, on voit les cellules-mères des corpuscules rouges ayant envahi la cellule géante, avec leur corps cellulaire entouré d'une aréole claire indiquant la dissolution du protoplasme constituant le corps du mégacariocyte. L'activité des cellules-mères des corpuscules rouges est également démontrée par le fait que quelques-unes d'entre elles montrent leur noyau en cariomitose ainsi que le font voir clairement les *fig.* 10, 11 et 13.

Fig. 16, 17, 18, 19, 20, 21 et 22. — Oc. 5. — Obj. à immers. 1/12 de Leitz. Masses protoplasmatiques résultant de la dégénérescence chromatolytique de plusieurs noyaux dans la rate de lapins, morts d'infections chroniques dues au *Bacillus pseudo-œdematis maligni* à la suite de fractures compliquées du fémur.

Tours, imp. Deslis Frères, rue Gambetta, 6.